Amr EL-Said

Sepsis e choque sético

Amr EL-Said

Sepsis e choque sético

Índice

Capítulo 1

INTRODUÇÃO

A sépsis é uma doença complexa caracterizada pela ativação simultânea da inflamação e da coagulação em resposta a um insulto microbiano, e provoca alterações drásticas no organismo. Estes eventos manifestam-se como síndrome de resposta inflamatória sistémica ou sintomas de sépsis através da libertação de citocinas pró-inflamatórias, pró-coagulantes e moléculas de adesão das células imunitárias e/ou do endotélio danificado.

A inflamação ocorre mais frequentemente em adultos mais velhos ou em pessoas com um sistema imunitário enfraquecido. Mas tanto a sépsis como o choque sético podem acontecer a qualquer pessoa. O choque sético é a causa mais comum de morte nas unidades de cuidados intensivos nos Estados Unidos.

Atualmente, a sépsis é uma doença multissistémica grave com tratamentos difíceis para as suas manifestações e taxas de mortalidade elevadas. Nas últimas duas décadas, em particular, foram realizados muitos estudos sobre a sépsis que causa choque, disfunção multiorgânica e falência de órgãos. Na sépsis, o aumento da resistência aos antibióticos e as alterações hemodinâmicas resistentes aos medicamentos levaram a uma maior investigação de novas modalidades de tratamento, para além dos tratamentos clássicos. Foram utilizados vários agentes terapêuticos para além da antibioterapia, mas não foram obtidos resultados satisfatórios.

A sépsis é uma das síndromes mais antigas e mais elusivas da medicina. *Hipócrates* afirmava que a sépsis (σηψις) era o processo através do qual a carne apodrece, os pântanos geram ar viciado e as feridas apodrecem[1].[2] Com a confirmação da teoria dos germes por **Semmelweis, Pasteur** e outros, a sépsis foi reformulada como uma infeção sistémica, muitas vezes descrita como "envenenamento do sangue", e assumida como o resultado da invasão do hospedeiro por organismos patogénicos que depois se propagam na corrente sanguínea. No entanto, com o advento dos antibióticos modernos, a teoria dos germes não explicava totalmente a patogénese da sépsis: muitos doentes com sépsis morriam apesar da erradicação bem sucedida do agente patogénico que a provocava. Assim, os investigadores sugeriram que era o hospedeiro, e não o germe, que conduzia a patogénese da sépsis[3].

Em 1992, um painel de consenso internacional definiu a sépsis como uma resposta inflamatória sistémica a uma infeção, referindo que a sépsis pode surgir em resposta a múltiplas causas infecciosas e que a septicemia não é uma condição necessária nem um termo útil[4]. Em vez disso, o painel propôs o termo "sépsis grave" para descrever os casos em que a sépsis é complicada por disfunção aguda dos órgãos e codificou "choque sético" como a sépsis complicada por hipotensão refractária à reanimação com fluidos ou por hiperlactatemia. Em 2003, um segundo painel de consenso aprovou a maioria destes conceitos, com a ressalva de que os sinais de uma resposta inflamatória sistémica, como a taquicardia ou uma contagem elevada de glóbulos brancos, ocorrem em muitas doenças infecciosas e não infecciosas e, por conseguinte, não são úteis para distinguir a sépsis de outras doenças[5]. Assim, "sépsis grave" e "sépsis" são por vezes utilizados indistintamente para descrever a síndrome de infeção complicada por disfunção orgânica aguda *[Quadro 1]*.

No entanto, a falta de uma definição fiável de sépsis torna difícil quantificar a avaliação da incidência e as alterações nos resultados. Por conseguinte, em 2016, a Society of Critical Care Medicine e a European Society of Intensive Care Medicine convocaram um grupo de trabalho para avaliar e, em seguida, atualizar as definições de sépsis e choque sético[6]. As limitações das definições anteriores incluíam um enfoque excessivo na inflamação, o modelo enganador de que a sépsis segue um continuum através da sépsis grave até ao choque sético e a sensibilidade e especificidade inadequadas dos critérios da síndrome da resposta inflamatória sistémica (SIRS). O grupo de trabalho concluiu que o termo sépsis grave era redundante. Além disso, a SIRS deixou de ser um critério para a sépsis e deve ser substituída pela pontuação Quick Sequential Organ Failure Assessment (qSOFA) *[Quadro 2]*.

A sépsis é uma síndrome clínica de disfunção orgânica potencialmente fatal causada por uma resposta desregulada à infeção. A sépsis representa um espetro de doença com um risco de mortalidade que varia entre moderado (por exemplo, 10%) e substancial (por exemplo, > 40%), dependendo de vários factores do agente patogénico e do hospedeiro, bem como da oportunidade do reconhecimento e da prestação do tratamento adequado. Os doentes com suspeita de sépsis podem ser identificados se apresentarem os seguintes critérios clínicos:[6]

Frequência respiratória ≥ 22/min

Mentalidade alterada

PA sistólica ≤ 100 mm Hg

Tabela 1. Critérios de diagnóstico para sépsis, sépsis grave e choque sético[5].

Table 1. Diagnostic Criteria for Sepsis, Severe Sepsis, and Septic Shock.*

Sepsis (documented or suspected infection plus ≥1 of the following)†

General variables

    Fever (core temperature, >38.3°C)

    Hypothermia (core temperature, <36°C)

    Elevated heart rate (>90 beats per min or >2 SD above the upper limit of the normal range for age)

    Tachypnea

    Altered mental status

    Substantial edema or positive fluid balance (>20 ml/kg of body weight over a 24-hr period)

    Hyperglycemia (plasma glucose, >120 mg/dl [6.7 mmol/liter]) in the absence of diabetes

Inflammatory variables

    Leukocytosis (white-cell count, >12,000/mm³)

    Leukopenia (white-cell count, <4000/mm³)

    Normal white-cell count with >10% immature forms

    Elevated plasma C-reactive protein (>2 SD above the upper limit of the normal range)

    Elevated plasma procalcitonin (>2 SD above the upper limit of the normal range)

Hemodynamic variables

    Arterial hypotension (systolic pressure, <90 mm Hg; mean arterial pressure, <70 mm Hg; or decrease in systolic pressure of >40 mm Hg in adults or to >2 SD below the lower limit of the normal range for age)

    Elevated mixed venous oxygen saturation (>70%)‡

    Elevated cardiac index (>3.5 liters/min/square meter of body-surface area)§

Organ-dysfunction variables

    Arterial hypoxemia (ratio of the partial pressure of arterial oxygen to the fraction of inspired oxygen, <300)

    Acute oliguria (urine output, <0.5 ml/kg/hr or 45 ml/hr for at least 2 hr)

    Increase in creatinine level of >0.5 mg/dl (>44 μmol/liter)

    Coagulation abnormalities (international normalized ratio, >1.5; or activated partial-thromboplastin time, >60 sec)

    Paralytic ileus (absence of bowel sounds)

    Thrombocytopenia (platelet count, <100,000/mm³)

    Hyperbilirubinemia (plasma total bilirubin, >4 mg/dl [68 μmol/liter])

Tissue-perfusion variables

    Hyperlactatemia (lactate, >1 mmol/liter)

    Decreased capillary refill or mottling

Severe sepsis (sepsis plus organ dysfunction)

Septic shock (sepsis plus either hypotension [refractory to intravenous fluids] or hyperlactatemia)¶

* Data are adapted from Levy et al.[5]

† In children, diagnostic criteria for sepsis are signs and symptoms of inflammation plus infection with hyperthermia or hypothermia (rectal temperature, >38.5°C or <35°C, respectively), tachycardia (may be absent with hypothermia), and at least one of the following indications of altered organ function: altered mental status, hypoxemia, increased serum lactate level, or bounding pulses.

‡ A mixed venous oxygen saturation level of more than 70% is normal in newborns and children (pediatric range, 75 to 80%).

§ A cardiac index ranging from 3.5 to 5.5 liters per minute per square meter is normal in children.

¶ Refractory hypotension is defined as either persistent hypotension or a requirement for vasopressors after the administration of an intravenous fluid bolus.

O choque sético é um subgrupo da sépsis com um aumento significativo da mortalidade devido a anomalias graves da circulação e/ou do metabolismo celular. O choque sético envolve hipotensão persistente (definida como a necessidade de vasopressores para manter a pressão arterial média ≥ 65 mm Hg, e um nível de lactato sérico > 18 mg/dL [2 mmol/L] apesar da ressuscitação volémica adequada.*[6]*

Tabela 2. Pontuação da Avaliação Sequencial da Insuficiência de Órgãos (SOFA)[6].

Parameter	Score: 0	Score: 1	Score: 2	Score: 3	Score: 4
Pao$_2$/FIO$_2$	≥ 400 mm Hg (53.3 kPa)	< 400 mm Hg (53.3 kPa)	< 300 mm Hg (40 kPa)	< 200 mm Hg (26.7 kPa) with respiratory support	< 100 mm Hg (13.3 kPa) with respiratory support
Platelets	≥ 150 × 10^3/μL	< 150	< 100	< 50	< 20
Bilirubin	≥ 1.2 mg/dL (20 μmol/L)	1.2–1.9 mg/dL (20–32 μmol/L)	2.0–5.9 mg/dL (33–101 μmol/L)	6.0–11.9 mg/dL (102–204 μmol/L)	> 12.0 mg/dL (204 μmol/L)
Cardiovascular	MAP ≥ 70 mm Hg	MAP < 70 mm Hg	Dopamine < 5 mcg/kg/min for ≥ 1 h **or** Any dose of dobutamine	Dopamine 5.1–15 mcg/kg/min for ≥ 1 h **or** Epinephrine ≤ 0.1 mcg/kg/min for ≥ 1 h **or** Norepinephrine ≤ 0.1 mcg/kg/min for ≥ 1 h	Dopamine > 15 mcg/kg/min for ≥ 1 h **or** Epinephrine > 0.1 mcg/kg/min for ≥ 1 h **or** Norepinephrine > 0.1 mcg/kg/min for ≥ 1 h
Glasgow Coma Scale score*	15 points	13–14 points	10–12 points	6–9 points	< 6 points

Creatinine	< 1.2 mg/dL (110 µmol/L)	1.2-1.9 mg/dL (110–170 µmol/L)	2.0-3.4 mg/dL (171–299 µmol/L)	3.5-4.9 mg/dL (300–400 µmol/L)	> 5.0 mg/dL (440 µmol/L)
Urine output	—	—	—	< 500 mL/day	< 200 mL/day

**Uma pontuação mais elevada indica uma melhor função neurológica.*

FIO2 = fração inspirada de O2; kPa = quilopascal; PAM = pressão arterial média; Pao2 = pressão parcial de oxigénio arterial.

Capítulo 2

INCIDÊNCIA E CAUSAS

A incidência da sépsis depende da forma como a disfunção orgânica aguda é definida e do facto de essa disfunção ser atribuída a uma infeção subjacente. A disfunção orgânica é frequentemente definida pela administração de terapêutica de suporte (por exemplo, ventilação mecânica), pelo que os estudos epidemiológicos contabilizam a "incidência tratada" em vez da incidência real. Nos Estados Unidos, a sépsis é registada em 2% dos doentes admitidos no hospital. Destes doentes, metade são tratados na unidade de cuidados intensivos (UCI), o que representa 10% de todas as admissões na UCI[7]. O número de casos nos Estados Unidos ultrapassa os 750 000 por ano[7] e foi recentemente comunicado que está a aumentar[8].

Estudos realizados noutros países de elevado rendimento revelam taxas semelhantes de sépsis nas UCI[9]. A incidência de sépsis fora das UCI modernas, especialmente em partes do mundo onde os cuidados nas UCI são escassos, é largamente desconhecida. Extrapolando a partir de taxas de incidência tratadas nos Estados Unidos, Adhikari e seus colegas estimaram em até 19 milhões de casos por ano em todo o mundo[10]. A verdadeira incidência é presumivelmente muito maior.

A sépsis ocorre como resultado de infecções adquiridas na comunidade e associadas aos cuidados de saúde. A pneumonia é a causa mais comum, representando cerca de metade de todos os casos, seguida das infecções intra-abdominais e do trato urinário[7,8]. As hemoculturas são tipicamente positivas em apenas um terço dos casos e, até um terço dos casos, as culturas de todos os locais são negativas[7].[7] O Staphylococcus aureus e o Streptococcus pneumoniae são os isolados gram-positivos mais comuns, enquanto a Escherichia coli, as espécies de Klebsiella e a Pseudomonas aeruginosa predominam entre os isolados gram-negativos. 11] Um estudo epidemiológico da sépsis mostrou que, durante o período de

No entanto, num estudo mais recente que envolveu 14.000 doentes de UCI em 75 países, foram isoladas bactérias gram-negativas em 62% dos doentes com sépsis grave que tinham culturas positivas, bactérias gram-positivas em 47% e fungos em 19%[13].

Capítulo 3

RESULTADO

Antes da introdução de cuidados intensivos modernos com a capacidade de fornecer suporte a órgãos vitais, a sépsis e o choque sético eram tipicamente letais. Mesmo com os cuidados intensivos, as taxas de morte intra-hospitalar por choque sético eram frequentemente superiores a 80% há 30 anos atrás*[14]*. No entanto, com os avanços na formação, uma melhor vigilância e monitorização, e o início imediato da terapêutica para tratar a infeção subjacente e apoiar os órgãos em falência, a mortalidade está agora mais próxima dos 20 a 30% em muitas séries*[7]*. Numerosos estudos sugerem que os doentes que sobrevivem à alta hospitalar após a sépsis continuam a correr um risco acrescido de morte nos meses e anos seguintes. Os que sobrevivem têm frequentemente problemas de funcionamento físico ou neurocognitivo, perturbações do humor e uma baixa qualidade de vida*[15]*. Na maioria dos estudos, tem sido difícil determinar o papel causal da sépsis nestas perturbações subsequentes. No entanto, uma análise recente do Health and Retirement Study, que envolveu uma grande coorte longitudinal de americanos idosos, sugeriu que a sépsis grave acelerou significativamente o declínio físico e neurocognitivo*[16]*.

CENÁRIO DE CASO

O nosso caso é de um doente obeso de 78 anos, admitido para cuidados pós-operatórios após colecistectomia e reparação de hérnia para-umbilical. A história médica incluía hipertensão arterial e asma brônquica tratadas; e admissão prévia na UTI por insuficiência respiratória tipo II.

Uma análise dos valores do sangue arterial pré-operatório:

pH, 7,45	PCO_2, 40 mm Hg
PO_2, 65 mm Hg	lactato, 0,8 mmol / litro
HCO_3, 27,8 mmol / litro	SO_2, 93 %

BE, 3.8
ECG: BBB direito.
Ecocardiograma y:
EF, 71 %   Não há SWMA

LA, 5,3 cm   RVSP, 40 mmHg

O paciente está hemodinamicamente estável.

Os resultados dos exames laboratoriais pós-operatórios são normais, com exceção de:

Creatinina, **1,4** mg / decilitro   Leucócitos, **23,1**×10^3 / mm^3

Durante a sua estadia nos quatro dias seguintes:

Paciente totalmente consciente   Hemodinamicamente estável

UOP: **50** ml / h, concentrado

Tórax: expiração prolongada bilateral, entrada de ar diminuída

Radiografia do tórax: NAD

Os resultados da gasometria arterial são os seguintes:

pH, **7,21** PCO_2, **52** mm Hg

PO_2, **61** mm Hg   lactato, 0,7 mmol / litro

HCO_3, 21,0 mmol / litro SO_2, **83** %

BE, **- 7,0**

É inserido um cateter venoso central para orientar a fluidoterapia com PVC de 21 - 23 cm

H_2O.

A ingestão oral é iniciada no 4th dia pós-operatório.

No dia 5th :

A tomografia computorizada do abdómen e da pélvis após administração oral de contraste revela: Distensão gástrica moderada, dilatação moderada das alças proximais do intestino delgado, com poucos níveis de líquido no lado esquerdo da cavidade abdominal, sem evidência de coleção intraperitoneal ou pélvica livre ou localizada. O doente começa a vomitar através da sonda nasogástrica.

O doente tem alta no dia 7th :

Plenamente consciente   Hemodinamicamente estável

UOP: 100-150 ml / hr

PVC, 19 cm H2O

Peito: NAD

Sem ruídos intestinais

Os resultados dos exames laboratoriais são normais, com exceção de:

Leucócitos, $20,5 \times 10^3$ / mm^3

INR, **2.09**

Os resultados da gasometria arterial enquanto o doente está a respirar 1 litro de o_2 / min são os seguintes

pH, 7,38

PCO_2, **55** mm Hg

PO_2, 69 mm Hg

lactato, 1,0 mmol / litro

HCO_3 , **32,5** mmol / litro

SO_2, 93 %

BE, **7.4**

Dois dias depois, o paciente é readmitido na UTI em um quadro de choque sético:

ABP, **70 / 40** mmHg

FC, **120** batimentos / min

PVC, **20** cm H2O
Temperatura, **35,6**°C

UOP, **Zero - 25** ml / hr

Está perifericamente fria, com reenchimento capilar prolongado.

Tórax: entrada de ar bilateral acentuadamente diminuída, expiração prolongada, crepitações grosseiras.

Abdómen: acentuadamente distendido, sem ruídos intestinais, rigidez, guarda.

Os resultados da gasometria arterial enquanto o doente respira uma fração de oxigénio inspirado de 0,4 são os seguintes

pH, **7,20**

PCO_2, **54** mm Hg

PO_2, **57** mm Hg

lactato, **2,8** mmol / litro

HCO_3, **21,1** mmol / litro

SO_2, **82** %

BE, **- 6,9**

Um litro de líquido esverdeado foi drenado após a inserção da sonda nasogástrica.

Os resultados da análise bioquímica do soro são os seguintes:

Na, 134 mmol / litro

K, 4,2 mmol / litro

Cl, 109 mmol / litro

BUN, 43,0 mg / decilitro

Creatinina, **1,7** mg / decilitro

Albumina, 29 g / litro

WBCS, **47,7×10³** / mm³

Hb, **8,9** gm / decilitro

INR, **4.61**

Troponina, 0,026 ng / mL

Capítulo 4

Que terapia deve ser instituída para reduzir o risco de morte deste paciente por choque sético?

Tabela 3. Diretrizes para o tratamento da sépsis e do choque sético[17].

Table 2. Guidelines for the Treatment of Severe Sepsis and Septic Shock from the Surviving Sepsis Campaign.*

Element of Care	Grade†
Resuscitation	
Begin goal-directed resuscitation during first 6 hr after recognition	1C
Begin initial fluid resuscitation with crystalloid and consider the addition of albumin	1B
Consider the addition of albumin when substantial amounts of crystalloid are required to maintain adequate arterial pressure	2C
Avoid hetastarch formulations	1C
Begin initial fluid challenge in patients with tissue hypoperfusion and suspected hypovolemia, to achieve ≥30 ml of crystalloids per kilogram of body weight‡	1C
Continue fluid-challenge technique as long as there is hemodynamic improvement	UG
Use norepinephrine as the first-choice vasopressor to maintain a mean arterial pressure of ≥65 mm Hg	1B
Use epinephrine when an additional agent is needed to maintain adequate blood pressure	2B
Add vasopressin (at a dose of 0.03 units/min) with weaning of norepinephrine, if tolerated	UG
Avoid the use of dopamine except in carefully selected patients (e.g., patients with a low risk of arrhythmias and either known marked left ventricular systolic dysfunction or low heart rate)	2C
Infuse dobutamine or add it to vasopressor therapy in the presence of myocardial dysfunction (e.g., elevated cardiac filling pressures or low cardiac output) or ongoing hypoperfusion despite adequate intravascular volume and mean arterial pressure	1C
Avoid the use of intravenous hydrocortisone if adequate fluid resuscitation and vasopressor therapy restore hemodynamic stability; if hydrocortisone is used, administer at a dose of 200 mg/day	2C
Target a hemoglobin level of 7 to 9 g/dl in patients without hypoperfusion, critical coronary artery disease or myocardial ischemia, or acute hemorrhage	1B
Infection control	
Obtain blood cultures before antibiotic therapy is administered	1C
Perform imaging studies promptly to confirm source of infection	UG
Administer broad-spectrum antibiotic therapy within 1 hr after diagnosis of either severe sepsis or septic shock	1B/1C
Reassess antibiotic therapy daily for de-escalation when appropriate	1B
Perform source control with attention to risks and benefits of the chosen method within 12 hr after diagnosis	1C
Respiratory support	
Use a low tidal volume and limitation of inspiratory-plateau-pressure strategy for ARDS	1A/1B
Apply a minimal amount of positive end-expiratory pressure in ARDS	1B
Administer higher rather than lower positive end-expiratory pressure for patients with sepsis-induced ARDS	2C
Use recruitment maneuvers in patients with severe refractory hypoxemia due to ARDS	2C
Use prone positioning in patients with sepsis-induced ARDS and a ratio of the partial pressure of arterial oxygen (mm Hg) to the fraction of inspired oxygen of <100, in facilities that have experience with such practice	2C
Elevate the head of the bed in patients undergoing mechanical ventilation, unless contraindicated	1B
Use a conservative fluid strategy for established acute lung injury or ARDS with no evidence of tissue hypoperfusion	1C
Use weaning protocols	1A
Central nervous system support	
Use sedation protocols, targeting specific dose-escalation end points	1B
Avoid neuromuscular blockers if possible in patients without ARDS	1C
Administer a short course of a neuromuscular blocker (<48 hr) for patients with early, severe ARDS	2C
General supportive care	
Use a protocol-specified approach to blood glucose management, with the initiation of insulin after two consecutive blood glucose levels of >180 mg/dl (10 mmol/liter), targeting a blood glucose level of <180 mg/dl	1A
Use the equivalent of continuous venovenous hemofiltration or intermittent hemodialysis as needed for renal failure or fluid overload	2B
Administer prophylaxis for deep-vein thrombosis	1B
Administer stress-ulcer prophylaxis to prevent upper gastrointestinal bleeding	1B
Administer oral or enteral feedings, as tolerated, rather than either complete fasting or provision of only intravenous glucose within the first 48 hr after a diagnosis of severe sepsis or septic shock	2C
Address goals of care, including treatment plans and end-of-life planning as appropriate	1B

* Data are adapted from Dellinger et al.[23] ARDS denotes acute respiratory distress syndrome, and ICU intensive care unit.

† For all grades, the number indicates the strength of the recommendation (1, recommended; 2, suggested), and the letter indicates the level of evidence, from high (A) to low (D), with UG indicating ungraded. Recommendations that are specific to pediatric severe sepsis include therapy with face-mask oxygen, high-flow nasal cannula oxygen, or nasopharyngeal continuous positive end-expiratory pressure in the presence of respiratory distress and hypoxemia (2C); use of physical examination therapeutic end points, such as capillary refill (2C); administration of a bolus of 20 ml of crystalloids (or albumin equivalent) per kilogram of body weight during a period of 5 to 10 minutes for hypovolemia (2C); increased use of inotropes and vasodilators in septic shock with low cardiac output associated with elevated systemic vascular resistance (2C); and use of hydrocortisone only in children with suspected or proven absolute adrenal insufficiency (2C).

‡ The guidelines recommend completing the initial fluid resuscitation within 3 hours (UG).

A Surviving Sepsis Campaign, um consórcio internacional de sociedades profissionais envolvidas em cuidados intensivos, tratamento de doenças infecciosas e medicina de emergência, publicou recentemente a terceira iteração de diretrizes clínicas para a gestão da sépsis e do choque sético *[Tabela 3].[17]* Os elementos mais importantes das diretrizes estão organizados em dois "pacotes" de cuidados: um pacote de gestão inicial a ser realizado no prazo de 6 horas após a apresentação do doente e um pacote de gestão a ser realizado na UCI.*[17]* A implementação dos pacotes está associada a uma melhoria dos resultados.*[18]*

Os princípios do pacote de tratamento inicial consistem em fornecer reanimação cardiorrespiratória e mitigar as ameaças imediatas de infeção não controlada. A reanimação requer a utilização de fluidos intravenosos e vasopressores, com oxigenoterapia e ventilação mecânica, conforme necessário. Os componentes exactos necessários para otimizar a reanimação, tais como a escolha e a quantidade de fluidos, o tipo e a intensidade adequados da monitorização hemodinâmica e o papel dos agentes vasoactivos adjuvantes, continuam a ser objeto de debate e de ensaios clínicos; muitas destas questões serão abordadas nesta série.[No entanto, considera-se essencial alguma forma de reanimação e tem sido defendida uma abordagem padronizada para garantir uma gestão rápida e eficaz*[17]*. A gestão inicial da infeção requer a formação de um diagnóstico provável, a obtenção de culturas e o início de uma terapêutica antimicrobiana empírica adequada e atempada e o controlo da fonte (ou seja, drenagem de pus, se apropriado), drenagem de pus, se apropriado).

A escolha da terapêutica empírica depende do local suspeito de infeção, do contexto em que a infeção se desenvolveu (ou seja, domicílio, lar de idosos ou hospital), da história clínica e dos padrões locais de suscetibilidade microbiana. O tratamento antibiótico inadequado ou tardio está associado a um aumento da mortalidade*[19]*. Assim, a terapêutica antibiótica intravenosa deve ser iniciada o mais cedo possível e deve abranger todos os agentes patogénicos prováveis. Não foi determinado se a terapêutica antimicrobiana combinada produz melhores resultados do que a terapêutica antibiótica adequada com um único agente em doentes com sépsis grave*[20]*. As diretrizes actuais recomendam a terapêutica antimicrobiana combinada apenas para a sépsis neutropénica e a sépsis causada por espécies de pseudomonas. A terapia antifúngica empírica deve ser usada apenas em pacientes com alto risco de candidíase invasiva*[20]*.

O paciente também deve ser transferido para um local apropriado, como uma UTI, para receber cuidados contínuos. Após as primeiras 6 horas, a atenção centra-se na monitorização e no apoio à função dos órgãos, na prevenção de complicações e na redução do nível de cuidados, quando possível. A redução do escalonamento da terapia inicial de largo espetro pode evitar o aparecimento de organismos resistentes, minimizar o risco de toxicidade dos medicamentos e reduzir os custos, e os dados de estudos observacionais indicam que esta abordagem é segura*[21]*.

Capítulo 5

PROCURA DE NOVAS TERAPIAS

Uma das grandes desilusões durante os últimos 30 anos tem sido a incapacidade de converter os avanços na nossa compreensão das caraterísticas biológicas subjacentes à sépsis em novas terapias eficazes[22]. Os investigadores testaram tanto agentes altamente específicos como agentes que exercem efeitos mais pleiotrópicos. Os agentes específicos podem ser divididos entre os que se destinam a interromper a cascata inicial de citocinas (por exemplo, estratégias anti-lipopolissacarídeos ou anti-proinflamatórias) e os que se destinam a interferir com a coagulação desregulada (por exemplo, anti-trombina ou proteína C activada)[23].

Esteróides.

Entre os agentes com efeitos imunomoduladores mais amplos, os glucocorticóides são os que têm recebido mais atenção. A única terapia imunomoduladora que é atualmente defendida é um curso curto de hidrocortisona (200 a 300 mg por dia até 7 dias ou até que o suporte vasopressor deixe de ser necessário) para doentes com choque sético refratário se a ressuscitação adequada com fluidos e o tratamento com agentes vasopressores não restaurarem a estabilidade hemodinâmica[17].

Proteína C activada.

O único agente novo que obteve aprovação regulamentar foi a proteína C activada[24]. A proteína C activada exerce efeitos anti-inflamatórios e anti-apoptóticos e estabiliza a função de barreira das células endoteliais, mas exerce atividade anti-coagulante e aumenta o risco de hemorragias graves.

No entanto, a preocupação pós-aprovação com a segurança e a eficácia da proteína C activada levou à repetição do estudo, que não demonstrou qualquer benefício e levou o fabricante, Eli Lilly, a retirar o medicamento do mercado[11].

Os mutantes da proteína C activada que não possuem propriedades anticoagulantes são exemplos de desenvolvimento de medicamentos mais direcionados e demonstraram proteger contra a morte induzida pela sépsis em animais, sem um risco acrescido de hemorragia[25].

Imunoglobulina intravenosa (IVIG).

A IVIG está também associada a um potencial benefício[26] e uma meta-análise demonstrou uma redução global da mortalidade com a utilização de doses baixas de IVIG para o tratamento adjuvante da sépsis e do choque sético em adultos.

No entanto, subsistem questões importantes e a utilização de IVIG não faz parte da prática de rotina[17].

Estatinas.

Apesar de um grande número de estudos obscrvacionais sugerirem que a utilização de estatinas reduz a incidência ou melhora o resultado da sépsis e do choque sético,[27] esses resultados não foram confirmados em ensaios aleatórios e controlados, pelo que a utilização de estatinas não faz parte dos cuidados de rotina na sépsis[17].

Eritropoietina (EPO).

O fator de crescimento hematopoiético eritropoietina (EPO) reduz a morte celular apoptótica e atenua a inflamação, com efeitos citoprotectores em modelos animais e humanos de lesão isquémica, levando a uma redução de todas as caraterísticas da lesão induzida pela sépsis, incluindo citocinas pró-inflamatórias circulantes, acumulação de células polimorfonucleares e peroxidação lipídica, com uma melhor manutenção da integridade celular microvascular[28]. Os mecanismos postulados para a hipertensão incluem a alteração da viscosidade sanguínea, o aumento da reatividade vascular e a melhoria da vasoconstrição após a correção da anemia[29]. No entanto, há cada vez mais provas dos efeitos vasopressores diretos da EPO, através da interação com os receptores de EPO expressos nas células musculares lisas vasculares[30].30] A EPO provoca um aumento do cálcio livre citosólico nas células do músculo liso vascular e aumenta os efeitos da angiotensina II[31], para além de regular positivamente a expressão dos receptores da angiotensina II[32].[32] São observados efeitos sinérgicos nos níveis de cálcio celular com a endotelina-1 e a noradrenalina[31]. A EPO atenua os efeitos da interleucina-1β na óxido nítrico sintase através da estimulação direta dos receptores da EPO, proporcionando um efeito pressor alternativo[33].

O peso das provas chegou a um ponto em que novos ensaios clínicos de fase II e III sobre a EPO parecem ser o próximo passo óbvio[34].

Bloqueadores β.

Juntamente com as conclusões de relatórios anteriores, os resultados apresentados por Morelli e colegas*[35]* demonstram que o tratamento com beta-bloqueadores em doentes sépticos persistentemente taquicárdicos que necessitam de suporte vasopressor após uma ressuscitação adequada com fluidos demonstrou modular as alterações cardiovasculares induzidas pela sépsis. Os critérios para o uso de beta-bloqueadores incluíram pacientes com choque sético, com frequência cardíaca ≥ 95 bpm e necessitando de norepinefrina para manter a pressão arterial média (PAM) ≥ 65 mmHg, e recebendo terapia de infusão de esmolol para manter a FC entre 80 e 94 bpm.

Na fase inicial do choque sético, os doentes apresentam tipicamente as caraterísticas de um estado de elevado débito cardíaco, como taquicardia e subsequente disfunção miocárdica.*[36]* Os beta-bloqueantes diminuem o consumo de oxigénio pelo miocárdio e prolongam a diástole e a perfusão coronária, através da diminuição da frequência cardíaca, reduzindo o risco de isquemia miocárdica. Além disso, vários estudos clínicos demonstram efeitos positivos na hemodinâmica da administração dos beta-bloqueadores esmolol ou metoprolol*[37]*. Na presença de uma pré-carga adequada, a redução da frequência cardíaca melhora o enchimento ventricular durante a diástole, aumentando assim o volume sistólico. Em doentes com débitos cardíacos semelhantes, um perfil hemodinâmico caracterizado por uma FC relativamente lenta e um volume sistólico concomitantemente elevado pode ser interpretado como uma melhoria da eficiência cardíaca. A sepse induz cascatas pró-inflamatórias e anti-inflamatórias substanciais, e a administração de betabloqueadores regula negativamente a resposta pró-inflamatória (incluindo a liberação de TNF-α, IL-1β e IL-6) e regula positivamente a via anti-inflamatória (incluindo IL-10).*[38]* Juntamente com a redução do stress oxidativo vascular e a modulação das vias do óxido nítrico, os beta-bloqueantes podem melhorar o relaxamento dependente do endotélio, exercendo efeitos anti-inflamatórios*[39]*. Este fenómeno pode permitir que o ventrículo esquerdo gere um volume sistólico mais elevado com menor contratilidade e menor custo energético do que na ausência de beta-bloqueantes, reduzindo assim as necessidades de vasopressores.

As limitações da evidência atualmente disponível sugerem que são necessários estudos adicionais para confirmar esta proposta. Estes estudos devem ser concebidos para examinar não só o estado hiperdinâmico do choque sético, mas também fases anteriores do choque sético que estão associadas a um menor débito cardíaco ou função do VE*[40]*.

Angiotensina II.

A ativação do sistema renina-angiotensina (RAS) durante a sépsis é um fenómeno bem conhecido, observado em estudos experimentais*[41]* e clínicos*[42]*.

Durante a sépsis, a atividade da renina plasmática, da angiotensina I e da angiotensina II está aumentada*[42]*. Apesar dos elevados níveis plasmáticos de angiotensina II, foi relatada uma hipotensão pronunciada, associada a um efeito vasopressor reduzido da angiotensina II*[41]*. Além disso, a ativação do SRA contribui para o stress oxidativo e a disfunção endotelial*[43]*, que tem sido associada ao desenvolvimento de lesões renais*[44]* e pulmonares*[45]* e à gravidade da disfunção orgânica*[42]*.

Dados provenientes de modelos animais experimentais sugerem que a sépsis pode induzir uma desregulação sistémica dos receptores da angiotensina-1 (AT-1)*[46]* e da angiotensina-1 (AT-2)*[47]*. As citocinas pró-inflamatórias, por exemplo, interleucina (IL)-1β, fator de necrose tumoral (TNF)-α, interferão (IFN)γ e óxido nítrico (NO), libertadas durante a sépsis Gram-positiva e Gram-negativa, desregulam a expressão do receptor AT-1. Isto conduz a hipotensão sistémica e a uma baixa secreção de aldosterona, apesar do aumento da atividade da renina plasmática e dos níveis de angiotensina II*[46,47]*. Muito recentemente, foi demonstrado que a sépsis regula negativamente a expressão de uma proteína associada ao receptor AT-1 (Arap1), o que contribui para o desenvolvimento de hipotensão secundária à redução da sensibilidade vascular à angiotensina II*[48]*.*[48]* A desregulação dos receptores AT-2 supra-renais pode prejudicar a libertação de catecolaminas pela medula suprarrenal e, assim, desempenhar um papel crítico na patogénese da hipotensão induzida pela sépsis*[47]*. Os mediadores do SRA também têm sido associados à disfunção microvascular em doentes com sépsis grave e choque sético*[42]*.

Algumas observações iniciais sugeriram que a angiotensina II pode ser utilizada como vasopressor alternativo em casos de choque sético não responsivo à norepinefrina*[49]*. Trata-se de um novo fármaco no nosso arsenal para tratar os doentes que morrem de hipotensão resistente às catecolaminas, ao mesmo tempo que se consegue uma diminuição de fármacos como a norepinefrina e a vasopressina, que causam mais danos do que benefícios em doses muito elevadas. Os médicos poderão em breve ter mais um vasopressor para adicionar ao seu conjunto de ferramentas no tratamento de doentes com choque sético e outros choques vasodilatadores.

As infusões de angiotensina II melhoraram a pressão arterial em doentes em estado crítico com choque vasodilatador que permaneciam hipotensos com doses elevadas de vasopressores convencionais, no ensaio ATHOS-3 de fase III. Os doentes com hipotensão apesar das infusões de catecolaminas (norepinefrina, epinefrina) que foram tratados com angiotensina II (denominada LJPC-501 pelo seu fabricante) tinham três vezes mais probabilidades de atingir uma pressão arterial aceitável após três horas, em comparação com os doentes que receberam placebo. Os que receberam LJPC-501 também necessitaram de doses mais baixas de outros vasopressores[50].

A principal preocupação com a administração exógena de angiotensina II no choque sético está relacionada ao seu forte efeito vasoconstritor, que pode prejudicar o fluxo sanguíneo regional e agravar a perfusão tecidual. A ligação da angiotensina II aos receptores AT-1 causa vasoconstrição dose-dependente das arteríolas glomerulares aferentes e eferentes. De facto, o efeito mais pronunciado da angiotensina II ocorre nas arteríolas eferentes[51], resultando na redução do fluxo sanguíneo renal e no aumento da pressão de filtração glomerular[52]. Vários efeitos permanecem por resolver e estudos futuros devem investigar muitas questões importantes, como a dose ideal, o momento da administração, os efeitos na microcirculação e a comparação com outros vasopressores.

CENÁRIO DO CASO (Cont.)

Os resultados da gasometria arterial enquanto o doente está a receber ventilação mecânica com uma fração de oxigénio inspirado de 0,4 são os seguintes

pH, **7,20**

PO2, 102 mm Hg

HCO3, **18,4** mmol / litro

BE, - **9,6**

PCO2, **47** mm Hg

lactato, **3,0** mmol / litro.

SO2, 96 %

Os resultados da análise bioquímica do soro são os seguintes:

Na, 134 mmol / litro

K, 4,2 mmol / litro

Cl, 109 mmol / litro

Creatinina, **1,7** mg / decilitro
A UOP durante a última hora foi de
28 ml.

BUN, 43,0 mg / decilitro

Albumina, 29 g / litro.

Capítulo 6

Considerando que o doente tem um volume intravascular inadequado, que opção de reanimação com fluidos escolheria para ser administrada nos próximos 30 minutos a uma hora?

Os fluidos de reanimação são geralmente classificados em soluções coloides e cristalóides *[Tabela 4]*. As soluções coloides são suspensões de moléculas numa solução transportadora que são relativamente incapazes de atravessar a membrana capilar semipermeável saudável devido ao peso molecular das moléculas. Os cristalóides são soluções de iões que são livremente permeáveis, mas contêm concentrações de sódio e cloreto que determinam a tonicidade do fluido[53].

Tabela 4. Tipos e composições de fluidos de reanimação[53].

Table 1. Types and Compositions of Resuscitation Fluids.*

Variable	Human Plasma	Colloids									Crystalloids		
		4% Albumin	Hydroxyethyl Starch						4% Succinylated Modified Fluid Gelatin	3.5% Urea-Linked Gelatin	0.9% Saline	Compounded Sodium Lactate	Balanced Salt Solution
			10% (200/0.5)	6% (450/0.7)	6% (130/0.4)		6% (130/0.42)						
Trade name		Albumex	Hemohes	Hextend	Voluven	Volulyte	Venofundin	Tetraspan	Gelofusine	Haemaccel	Normal saline	Hartmann's or Ringer's lactate	PlasmaLyte
Colloid source		Human donor	Potato starch	Maize starch	Maize starch	Maize starch	Potato starch	Potato starch	Bovine gelatin	Bovine gelatin			
Osmolarity (mOsm/liter)	291	250	308	304	308	286	308	296	274	301	308	280.6	294
Sodium (mmol/liter)	135–145	148	154	143	154	137	154	140	154	145	154	131	140
Potassium (mmol/liter)	4.5–5.0			3.0		4.0		4.0		5.1		5.4	5.0
Calcium (mmol/liter)	2.2–2.6			5.0				2.5		6.25		2.0	
Magnesium (mmol/liter)	0.8–1.0			0.9		1.5		1.0					3.0
Chloride (mmol/liter)	94–111	128	154	124	154	110	154	118	120	145	154	111	98
Acetate (mmol/liter)						34		24					27
Lactate (mmol/liter)	1–2			28								29	
Malate (mmol/liter)								5					
Gluconate (mmol/liter)													23
Bicarbonate (mmol/liter)	23–27												
Octanoate (mmol/liter)		6.4											

* To convert the values for potassium to milligrams per deciliter, divide by 0.2558. To convert the values for calcium to milligrams per deciliter, divide by 0.250. To convert the values for magnesium to milligrams per deciliter, divide by 0.4114.

Globalmente, existe uma grande variação na prática clínica no que diz respeito à seleção do líquido de reanimação. A escolha é determinada, em grande parte, por preferências regionais e clínicas baseadas em protocolos institucionais, disponibilidade, custo e marketing comercial*[54]*. Foram elaborados documentos de consenso sobre a utilização de fluidos de reanimação, dirigidos principalmente a populações específicas de doentes*[55, 56]*, mas essas recomendações têm-se baseado, em grande parte, na opinião de especialistas ou em provas clínicas de baixa qualidade. Revisões sistemáticas de ensaios clínicos aleatórios e controlados têm demonstrado consistentemente que há poucas evidências de que a ressuscitação com um tipo de fluido em comparação com outro reduza o risco de morte*[57]* ou que qualquer solução seja mais eficaz ou mais segura do que qualquer outra*[58]*. Não existe um fluido de ressuscitação ideal e as soluções coloides não oferecem vantagens substanciais sobre as soluções cristalóides no que diz respeito aos efeitos hemodinâmicos.

Albumina

A albumina humana em soro fisiológico é considerada a solução coloidal de referência. É produzida através do fracionamento do sangue e é tratada termicamente para evitar a transmissão de vírus patogénicos. É uma solução dispendiosa de produzir e distribuir, e a sua disponibilidade é limitada nos países de baixo e médio rendimento*[53]*.

Em 1998, os Cochrane Injuries Group Albumin Reviewers publicaram uma meta-análise que comparava os efeitos da albumina com os de uma série de soluções cristalóides em doentes com hipovolemia, queimaduras ou hipoalbuminemia e concluíram que a administração de albumina estava associada a um aumento significativo da taxa de mortalidade*[59]*. Apesar das suas limitações, incluindo a pequena dimensão dos estudos incluídos, esta meta-análise causou um alarme substancial, particularmente em países que utilizavam grandes quantidades de albumina para reanimação.

Como resultado, investigadores da Austrália e da Nova Zelândia realizaram o estudo Saline versus Albumin Fluid Evaluation *(SAFE)*, um ensaio cego, aleatório e controlado, para examinar a segurança da albumina em 6997 adultos na UCI*[60]*. O estudo avaliou o efeito da reanimação com albumina a 4%, em comparação com soro fisiológico, na taxa de morte aos 28 dias. O estudo não revelou qualquer diferença significativa entre a albumina e a solução salina no que respeita à taxa de morte ou ao desenvolvimento de falência de novos órgãos.

Análises adicionais do estudo *SAFE* forneceram novos conhecimentos sobre a reanimação com fluidos em doentes internados na UCI. A reanimação com albumina foi associada a um aumento significativo da taxa de mortalidade aos 2 anos entre os doentes com traumatismo crânio-encefálico[61]. Este resultado foi atribuído ao aumento da pressão intracraniana, particularmente durante a primeira semana após a lesão[62].[62] A reanimação com albumina foi associada a uma diminuição do risco ajustado de morte aos 28 dias em doentes com sépsis grave, sugerindo um benefício potencial, mas não comprovado, em doentes com sépsis grave.[63] Não foi observada qualquer diferença significativa entre grupos na taxa de morte aos 28 dias entre os doentes com hipoalbuminemia (nível de albumina ≤ 25 g por litro).[64]

No estudo *SAFE*, não foi observada qualquer diferença significativa nos pontos finais de ressuscitação hemodinâmica, como a pressão arterial média ou a frequência cardíaca, entre os grupos da albumina e da solução salina, embora a utilização de albumina tenha sido associada a um aumento significativo, mas clinicamente pequeno, da pressão venosa central. O rácio entre os volumes de albumina e os volumes de solução salina administrados para atingir estes pontos finais foi de 1:1,4.

Em 2011, investigadores da África subsariana comunicaram os resultados de um ensaio aleatório e controlado - o estudo Fluid Expansion as Supportive Therapy *(FEAST)[65]* - que comparou a utilização de bólus de albumina ou soro fisiológico com a não utilização de bólus de fluido de reanimação em 3141 crianças febris com perfusão comprometida. Neste estudo, a ressuscitação em bolus com albumina ou soro fisiológico resultou em taxas semelhantes de morte às 48 horas, mas houve um aumento significativo na taxa de morte às 48 horas associada a ambas as terapias, em comparação com a ausência de terapia em bolus. A principal causa de morte nestes doentes foi o colapso cardiovascular e não a sobrecarga de fluidos ou causas neurológicas, o que sugere uma interação potencialmente adversa entre a ressuscitação com fluidos em bolus e as respostas neuro-hormonais compensatórias[66]. Embora este ensaio tenha sido realizado numa população pediátrica específica, num ambiente em que as instalações de cuidados intensivos eram limitadas ou inexistentes, os resultados põem em causa o papel da ressuscitação com fluidos em bolus com albumina ou soro fisiológico noutras populações de doentes críticos.

As observações destes estudos-chave desafiam os conceitos de base fisiológica sobre a eficácia da albumina e o seu papel como solução de reanimação. Na doença aguda, parece que os efeitos hemodinâmicos e os efeitos da albumina sobre os resultados centrados no paciente são amplamente equivalentes aos da solução salina. Ainda não foi determinado se populações específicas de pacientes, particularmente aquelas com sepse e choque sético, podem se beneficiar da ressuscitação com albumina*[53]*.

Colóides semi-sintéticos

A disponibilidade limitada e o custo relativo da albumina humana levaram ao desenvolvimento e à utilização crescente de soluções coloidais semi-sintéticas nos últimos 40 anos. A nível mundial, as soluções de hidroxietilamido (HES) são os colóides semi-sintéticos mais utilizados, sobretudo na Europa*[54]*. Outros colóides semi-sintéticos incluem gelatina succinilada, preparações de gelatina-poligelina ligadas à ureia e soluções de dextrano. A utilização de soluções de dextrano foi largamente substituída pela utilização de outras soluções semi-sintéticas.

As soluções de HES são produzidas por substituição hidroxietil da amilopectina obtida a partir de sorgo, milho ou batata. Um elevado grau de substituição nas moléculas de glucose protege contra a hidrólise por amilases inespecíficas no sangue, prolongando assim a expansão intravascular, mas esta ação aumenta o potencial de acumulação de HES nos tecidos reticuloendoteliais, como a pele (resultando em prurido), o fígado e os rins*[53]*.

A utilização de HES, particularmente preparações de elevado peso molecular, está associada a alterações na coagulação - especificamente, alterações nas medições viscoelásticas e na fibrinólise - embora as consequências clínicas destes efeitos em populações específicas de doentes, como os submetidos a cirurgia ou doentes com traumatismo, sejam indeterminadas.*[67]* Relatórios de estudos questionaram a segurança de soluções concentradas (10%) de HES com um peso molecular superior a 200 kD e um rácio de substituição molar superior a 0,5 em doentes com sépsis grave, citando o aumento das taxas de morte, lesão renal aguda e utilização de terapêutica de substituição renal*[68]*.

As soluções HES atualmente utilizadas têm concentrações reduzidas (6%) com um peso molecular de 130 kD e rácios de substituição molar de 0,38 a 0,45. Estão disponíveis em vários tipos de soluções transportadoras de cristalóides. As soluções de HES são amplamente utilizadas em doentes submetidos a anestesia para cirurgia de grande porte, particularmente como componente de estratégias de fluidos perioperatórios orientadas para objectivos,*[69]* como fluido de ressuscitação de primeira linha em teatros militares,*[70]* e em doentes na UCI.*[54]* Devido ao potencial de acumulação destas soluções nos tecidos, a dose diária máxima recomendada de HES é de 33 a 50 ml por quilograma de peso corporal por dia.

Num ensaio cego, aleatório e controlado que envolveu 800 doentes com sépsis grave na UCI,*[71]* os investigadores escandinavos relataram que a utilização de 6% de HES (130/0,42), em comparação com o acetato de Ringer, estava associada a um aumento significativo da taxa de morte aos 90 dias e a um aumento relativo significativo de 35% na taxa de terapia de substituição renal. Estes resultados são consistentes com ensaios anteriores de 10% de HES (200/0,5) em populações de doentes semelhantes*[68]*.

Num estudo cego, aleatório e controlado, denominado Crystalloid versus Hydroxyethyl Starch Trial *(CHEST)*, que envolveu 7000 adultos na UCI, a utilização de 6% de HES (130/0,4), em comparação com soro fisiológico, não foi associada a uma diferença significativa na taxa de morte aos 90 dias. No entanto, o uso de HES foi associado a um aumento relativo significativo de 21% na taxa de terapia de substituição renal*[72]*.

Tanto o ensaio escandinavo como *o CHEST* não mostraram diferenças significativas nos pontos finais de ressuscitação hemodinâmica a curto prazo, para além de aumentos transitórios na pressão venosa central e menores necessidades de vasopressores com HES no *CHEST*. O rácio observado de SES para cristaloide nestes ensaios foi de aproximadamente 1:1,3, o que é consistente com o rácio de albumina para solução salina relatado no estudo *SAFE[60]* e noutros ensaios recentes cegos, aleatórios e controlados de SES*[73]*.

No *CHEST*, a HES foi associada a aumentos do débito urinário em doentes com baixo risco de lesão renal aguda, mas com aumentos paralelos dos níveis de creatinina sérica em doentes com risco acrescido de lesão renal aguda. Para além disso, a utilização de HES foi associada a um aumento da utilização de produtos sanguíneos e a um aumento da taxa de eventos adversos, particularmente prurido*[72]*.

Não se sabe se esses resultados são generalizáveis para o uso de outras soluções coloidais semi-sintéticas, como preparações de gelatina ou poligelina. Um estudo observacional recente levantou preocupações sobre o risco de lesão renal aguda associada à utilização de soluções de gelatina*[74]*. No entanto, estas soluções não foram estudadas em ensaios controlados e aleatórios de alta qualidade até à data. À luz da evidência atual da falta de benefícios clínicos, da nefrotoxicidade potencial e do custo acrescido, é difícil justificar a utilização de colóides semi-sintéticos para a ressuscitação de fluidos em doentes críticos*[53]*.

Cristalóides

O cloreto de sódio (soro fisiológico) é a solução cristaloide mais utilizada a nível mundial, particularmente nos Estados Unidos. A solução salina normal (0,9%) contém sódio e cloreto em concentrações iguais, o que a torna isotónica em relação ao fluido extracelular. O termo "solução salina normal" vem dos estudos de lise dos glóbulos vermelhos pelo fisiologista holandês Hartog Hamburger em 1882 e 1883, que sugeriu que 0,9% era a concentração de sal no sangue humano, em vez da concentração real de 0,6%.

A diferença de iões fortes da solução salina a 0,9% é zero, pelo que a administração de grandes volumes de solução salina resulta numa acidose metabólica hiperclorémica.*[76]* Efeitos adversos como a disfunção imunitária*[77]* e renal*[78]* têm sido atribuídos a este fenómeno, embora as consequências clínicas destes efeitos não sejam claras.*[79]*

A preocupação com a sobrecarga de sódio e água associada à reanimação salina resultou no conceito de reanimação cristaloide de "pequeno volume" com a utilização de soluções salinas hipertónicas (3%, 5% e 7,5%). No entanto, a segurança das soluções hipertónicas não foi estabelecida; a utilização precoce de solução salina hipertónica para reanimação, particularmente em doentes com traumatismo crânio-encefálico, não melhorou os resultados a curto ou a longo prazo*[80]*.

Os cristalóides com uma composição química que se aproxima do fluido extracelular foram denominados soluções "equilibradas" ou "fisiológicas" e são derivados das soluções originais de Hartmann e Ringer. No entanto, nenhuma das soluções patenteadas é verdadeiramente equilibrada ou fisiológica *[Tabela 4][81]*.

As soluções salinas equilibradas são relativamente hipotónicas porque têm uma concentração de sódio inferior à do fluido extracelular. Devido à instabilidade das soluções contendo bicarbonato em recipientes de plástico, têm sido utilizados aniões alternativos, como o lactato, o acetato, o gluconato e o malato. A administração excessiva de soluções salinas equilibradas pode resultar em hiperlactatemia, alcalose metabólica e hipotonicidade (com lactato de sódio composto) e cardiotoxicidade (com acetato). A adição de cálcio em algumas soluções pode gerar microtrombos com transfusões de glóbulos vermelhos contendo citrato.

Um estudo observacional de coorte pareada comparou a taxa de complicações maiores em 213 pacientes que receberam apenas solução salina a 0,9% e 714 pacientes que receberam apenas uma solução salina equilibrada sem cálcio (PlasmaLyte) para reposição das perdas de fluidos no dia da cirurgia[82]. O uso de solução salina equilibrada foi associado a uma diminuição significativa da taxa de complicações maiores, incluindo uma menor incidência de infeção pós-operatória, terapia de substituição renal, transfusão de sangue e investigações associadas à acidose.

Num estudo observacional, sequencial e unicêntrico em UCI[83], a utilização de uma estratégia de fluidos restritiva em termos de cloreto (utilizando soluções equilibradas com lactato e sem cálcio) para substituir fluidos intravenosos ricos em cloreto (solução salina a 0,9%, gelatina succinilada ou albumina a 4%) foi associada a uma diminuição significativa da incidência de lesão renal aguda e da taxa de terapia de substituição renal. Dado o uso generalizado de solução salina (>200 milhões de litros por ano só nos Estados Unidos), estes dados sugerem que é necessário um ensaio aleatório e controlado que examine a segurança e a eficácia da solução salina, em comparação com uma solução salina equilibrada.

Dada a preocupação com o excesso de sódio e cloreto associado à solução salina normal, as soluções salinas equilibradas são cada vez mais recomendadas como fluidos de ressuscitação de primeira linha em doentes críticos[53].

Dose e volumes

Os requisitos e a resposta à reanimação com fluidos variam muito durante o curso de qualquer doença crítica. Nenhuma medida fisiológica ou bioquímica isolada reflecte adequadamente a complexidade da depleção de fluidos ou a resposta à reanimação com fluidos na doença aguda. No entanto, a hipotensão sistólica e, em particular, a oligúria são amplamente utilizadas como factores que desencadeiam a administração de um "desafio de fluidos", que varia entre 200 e 1000 ml de cristaloide ou coloide para um doente adulto[53].

Uma técnica de desafio de fluidos deve ser usada para determinar a resposta real do paciente aos fluidos, limitando os riscos de efeitos adversos. Um desafio de fluidos incorpora quatro elementos que devem ser definidos antecipadamente[84]. Em primeiro lugar, o tipo de fluido deve ser selecionado. As soluções cristalóides são a primeira escolha, porque são bem toleradas e baratas. O uso de albumina para corrigir a hipoalbuminemia grave pode ser razoável em alguns pacientes.*[85]* Em segundo lugar, a taxa de administração de fluidos deve ser definida. Os fluidos devem ser infundidos rapidamente para induzir uma resposta rápida, mas não tão rapidamente que se desenvolva uma resposta artificial ao stress; normalmente, é administrada uma infusão de 300 a 500 ml de fluidos durante um período de 20 a 30 minutos.*[17]* Em terceiro lugar, deve ser definido o objetivo do desafio de fluidos. No choque, o objetivo é normalmente um aumento da pressão arterial sistémica, embora também possa ser uma diminuição da frequência cardíaca ou um aumento do débito urinário. Finalmente, devem ser definidos os limites de segurança. O edema pulmonar é a complicação mais grave da infusão de fluidos. Embora não seja uma orientação perfeita, um limite na pressão venosa central de alguns milímetros de mercúrio acima do valor de referência é normalmente definido para evitar a sobrecarga de fluidos.*[17]* A estimulação do doente e qualquer outra alteração na terapêutica devem ser evitadas durante o teste. Os desafios de fluidos podem ser repetidos conforme necessário, mas devem ser interrompidos rapidamente em caso de não resposta, para evitar sobrecarga de fluidos.

A utilização de fluidos de reanimação cristalóides e colóides, muitas vezes prescritos pelos membros mais jovens da equipa clínica, para além dos fluidos hipotónicos de "manutenção", resulta num aumento das doses cumulativas de sódio e água ao longo do tempo*[86]*.

Foram relatadas associações entre o aumento do balanço hídrico positivo cumulativo e resultados adversos a longo prazo em doentes com sépsis.*[88]* Em ensaios de estratégias liberais versus estratégias de fluidos restritivas ou orientadas para objectivos em doentes com síndrome de dificuldade respiratória aguda (particularmente em doentes perioperatórios),*[89,90]* as estratégias de fluidos restritivas foram associadas a uma morbilidade reduzida. No entanto, como não há consenso sobre a definição dessas estratégias, são necessários ensaios de alta qualidade em populações específicas de pacientes*[86]*.

Embora a utilização de fluidos de reanimação seja uma das intervenções mais comuns em medicina, nenhum fluido de reanimação atualmente disponível pode ser considerado ideal. À luz das recentes provas de alta qualidade, é agora necessário reavaliar a forma como os fluidos de reanimação são utilizados em doentes agudos *[Tabela 5]*. A seleção, o momento e as doses dos fluidos intravenosos devem ser avaliados tão cuidadosamente como no caso de qualquer outro medicamento intravenoso, com o objetivo de maximizar a eficácia e minimizar a toxicidade iatrogénica*[53]*.

Tabela 5. Recomendações para fluidos de reanimação em pacientes criticamente doentes[53].

Table 2. Recommendations for Fluid Resuscitation in Acutely Ill Patients.

Fluids should be administered with the same caution that is used with any intravenous drug.
Consider the type, dose, indications, contraindications, potential for toxicity, and cost.

Fluid resuscitation is a component of a complex physiological process.
Identify the fluid that is most likely to be lost and replace the fluid lost in equivalent volumes.
Consider serum sodium, osmolarity, and acid–base status when selecting a resuscitation fluid.
Consider cumulative fluid balance and actual body weight when selecting the dose of resuscitation fluid.
Consider the early use of catecholamines as concomitant treatment of shock.

Fluid requirements change over time in critically ill patients.
The cumulative dose of resuscitation and maintenance fluids is associated with interstitial edema.
Pathological edema is associated with an adverse outcome.
Oliguria is a normal response to hypovolemia and should not be used solely as a trigger or end point for fluid resuscitation, particularly in the post-resuscitation period.
The use of a fluid challenge in the post-resuscitation period (≥24 hours) is questionable.
The use of hypotonic maintenance fluids is questionable once dehydration has been corrected.

Specific considerations apply to different categories of patients.
Bleeding patients require control of hemorrhage and transfusion with red cells and blood components as indicated.
Isotonic, balanced salt solutions are a pragmatic initial resuscitation fluid for the majority of acutely ill patients.
Consider saline in patients with hypovolemia and alkalosis.
Consider albumin during the early resuscitation of patients with severe sepsis.
Saline or isotonic crystalloids are indicated in patients with traumatic brain injury.
Albumin is not indicated in patients with traumatic brain injury.
Hydroxyethyl starch is not indicated in patients with sepsis or those at risk for acute kidney injury.
The safety of other semisynthetic colloids has not been established, so the use of these solutions is not recommended.
The safety of hypertonic saline has not been established.
The appropriate type and dose of resuscitation fluid in patients with burns has not been determined.

CENÁRIO DO CASO (Cont.)

A doente está na UCI há duas horas. Continua em ventilação mecânica e recebeu 1 litro de solução de Hartmann (constituída por Na, 131 mmol / litro; K, 5,4 mmol / litro; Cl, 111 mmol / litro; lactato, 29 mmol / litro; e Ca, 2 mmol / litro, para uma osmolaridade total de 280,6 mOsm / litro) e 100 ml de solução de albumina humana a 20%.

A pressão arterial é agora **de 85/50** mm Hg (pressão arterial média, **62** mm Hg)

A FC é de **105** batimentos por minuto em ritmo sinusal

- A PVC é de **19** cm H2O

O tempo de enchimento capilar é estimado em 1 segundo

A UOP medida na última hora é de **35** ml

Capítulo 7

Que estratégias de monitorização utilizaria para orientar o suporte hemodinâmico deste doente?

O choque é a expressão clínica da insuficiência circulatória que resulta na utilização inadequada do oxigénio celular. O choque é uma condição comum em cuidados intensivos, afectando cerca de um terço dos doentes internados na unidade de cuidados intensivos (UCI)*[91]*. O diagnóstico de choque baseia-se em sinais clínicos, hemodinâmicos e bioquímicos, que podem ser resumidos em três componentes. Em primeiro lugar, a hipotensão arterial sistémica está normalmente presente, mas a magnitude da hipotensão pode ser apenas moderada, especialmente em doentes com hipertensão crónica. Normalmente, nos adultos, a pressão arterial sistólica é inferior a 90 mm Hg ou a pressão arterial média é inferior a 70 mm Hg, com taquicardia associada. Em segundo lugar, há sinais clínicos de hipoperfusão tecidual, que são aparentes através das três "janelas" do corpo*[92]*: cutânea (pele fria e pegajosa, com vasoconstrição e cianose, achados que são mais evidentes em estados de baixo fluxo), renal (débito urinário < 0,5 ml por quilograma de peso corporal por hora) e neurológica (estado mental alterado, que tipicamente inclui obtundação, desorientação e confusão). Em terceiro lugar, a hiperlactatemia está tipicamente presente, indicando um metabolismo anormal do oxigénio celular. O nível normal de lactato no sangue é de aproximadamente 1 mmol por litro, mas o nível está aumentado (> 1,5 mmol por litro) na insuficiência circulatória aguda.

O suporte hemodinâmico adequado e precoce dos doentes em estado de choque é crucial para evitar o agravamento da disfunção e falência dos órgãos. A reanimação deve ser iniciada mesmo enquanto a investigação da causa está a decorrer. Uma vez identificada, a causa deve ser corrigida rapidamente (por exemplo, controlo da hemorragia, intervenção coronária percutânea para síndromes coronárias, trombólise ou embolectomia para embolia pulmonar maciça e administração de antibióticos e controlo da fonte para choque sético).

A gestão inicial do choque é orientada para o problema, pelo que os objectivos são os mesmos, independentemente da causa, embora os tratamentos exactos que são utilizados para atingir esses objectivos possam ser diferentes. Uma mnemónica útil para descrever os componentes importantes da reanimação é a regra **VIP***[93]*: **ventilar** (administração de oxigénio), **infundir** (reanimação com fluidos) e **bombear** (administração de agentes vasoactivos).

MONITORIZAÇÃO DO SUPORTE HEMODINÂMICO

Pressão Arterial

O principal objetivo da reanimação deve ser não só restaurar a pressão arterial, mas também proporcionar um metabolismo celular adequado, para o qual a correção da hipotensão arterial é um pré-requisito. O restabelecimento de uma pressão arterial sistémica média de 65 a 70 mm Hg é um bom objetivo inicial, mas o nível deve ser ajustado para restabelecer a perfusão dos tecidos, avaliada com base no estado mental, no aspeto da pele e no débito urinário, tal como descrito anteriormente. Em pacientes com oligúria, em particular, os efeitos de um aumento adicional da pressão arterial sobre o débito urinário devem ser avaliados regularmente, a menos que a insuficiência renal aguda já esteja estabelecida. Por outro lado, uma pressão arterial média inferior a 65-70 mm Hg pode ser aceitável num doente com hemorragia aguda que não tenha problemas neurológicos importantes, com o objetivo de limitar a perda de sangue e a coagulopatia associada, até que a hemorragia seja controlada[94].

Deve ser inserido um cateter arterial para monitorização da pressão arterial e recolha de amostras de sangue, mais um cateter venoso central para infusão de fluidos e agentes vasoactivos e para orientar a fluidoterapia[94].

Débito cardíaco e fornecimento de oxigénio

Uma vez que o choque circulatório representa um desequilíbrio entre o fornecimento de oxigénio e as necessidades de oxigénio, é essencial manter um fornecimento adequado de oxigénio aos tecidos, mas todas as estratégias para atingir este objetivo têm limitações. Após a correção da hipoxemia e da anemia grave, o débito cardíaco é o principal determinante do fornecimento de oxigénio, mas o débito cardíaco ideal é difícil de definir. O débito cardíaco pode ser medido por meio de várias técnicas, cada uma com suas próprias vantagens e desvantagens[95]. A avaliação pode ser refinada com a avaliação ecocardiográfica no local de atendimento, que inclui a avaliação do derrame pericárdico, a medição do tamanho e da função dos ventrículos esquerdo e direito, a avaliação das variações respiratórias nas dimensões da veia cava e o cálculo da integral da velocidade aórtica-tempo, uma medida do volume sistólico. Sempre que possível, o ecocardiograma focalizado deve ser realizado o mais rápido possível em qualquer paciente que apresente choque *[Figura 1][95]*.

As medidas absolutas do débito cardíaco são menos importantes do que a monitorização das tendências em resposta a intervenções como, por exemplo, um desafio de fluidos. O objetivo de um débito cardíaco predefinido não é aconselhável, uma vez que o débito cardíaco necessário varia entre doentes e no mesmo doente ao longo do tempo. Em geral, o objetivo é que o débito cardíaco se torne independente da pré-carga (ou seja, na parte do planalto da curva de Frank-Starling), mas isto é difícil de avaliar clinicamente. Em pacientes recebendo ventilação mecânica, os sinais de responsividade a fluidos podem ser identificados diretamente a partir de medições de volume sistólico batimento a batimento com o uso de monitores de débito cardíaco ou indiretamente a partir de variações observadas na pressão de pulso no traçado da pressão arterial durante o ciclo do ventilador. No entanto, estas inferências à beira do leito têm algumas limitações[96] - nomeadamente, o facto de o doente ter de receber ventilação com volumes correntes relativamente grandes, não ter esforço respiratório espontâneo (o que normalmente requer a administração de sedativos ou mesmo relaxantes musculares) e não ter arritmias graves nem disfunção ventricular direita. O teste de elevação passiva das pernas é um método alternativo[97], mas requer um dispositivo de resposta rápida, uma vez que o efeito é transitório. Independentemente do teste utilizado, continua a existir uma zona cinzenta em que é difícil prever a resposta de um doente a fluidos intravenosos.

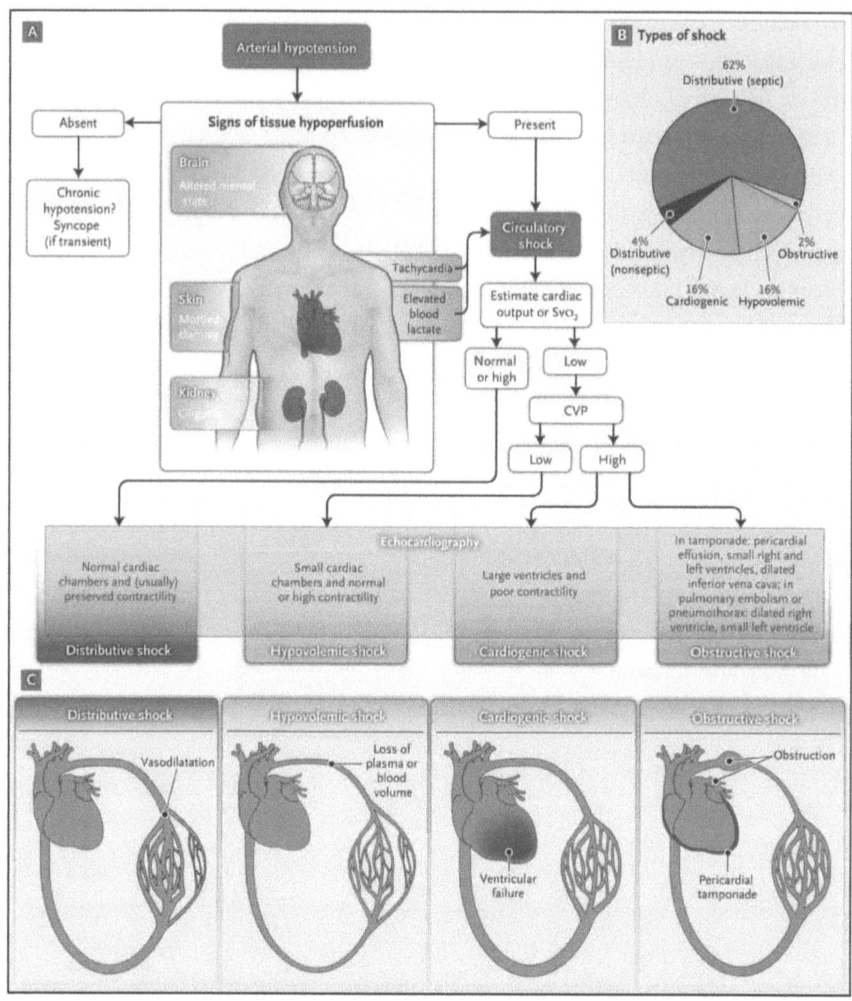

Figura 1. Avaliação inicial dos estados de choque[94].

As medições da saturação venosa mista de oxigénio (svo2) podem ser úteis para avaliar a adequação do equilíbrio entre a procura e a oferta de oxigénio; as medições da SvO2 também são muito úteis na interpretação do débito cardíaco[98]. A SvO2 está tipicamente diminuída em doentes com estados de baixo fluxo ou anemia, mas é normal ou elevada nos doentes com choque distributivo. O seu substituto, a saturação venosa central de oxigénio (scvo2), que é medida na veia cava superior através de um cateter venoso central, reflecte a saturação de oxigénio do sangue venoso apenas da metade superior do corpo. Em circunstâncias normais, a ScvO2 é ligeiramente inferior à SvO2, mas em doentes críticos é frequentemente superior. Rivers e colaboradores[99] descobriram que, em doentes que se apresentavam no serviço de urgência com choque sético, um algoritmo de tratamento que visava uma ScvO2 de pelo menos 70% durante as primeiras 6 horas estava associado a uma diminuição das taxas de mortalidade. A robustez deste resultado está atualmente a ser avaliada em três ensaios multicêntricos.

Van Beest e os seus colegas[100] efectuaram uma análise post hoc de 53 doentes com sépsis grave ou choque sético para investigar a permutabilidade das diferenças entre o dióxido de carbono (CO2) venoso misto e central e o dióxido de carbono (CO2) arterial (gap mvaCO2 e gap cvaCO2, respetivamente) e a relação entre o gap cvaCO2 ("gap pCO2" ou o "gap"), o índice cardíaco (IC) e o resultado. Os autores observaram uma forte concordância entre o pCO2 medido a partir de locais venosos mistos ou venosos centrais com limites de concordância relativamente pequenos. Os autores afirmam que a combinação dos valores de ScvO2, facilmente obtidos a partir de um cateter venoso central, como substituto da hipoxia tecidular global, e do gap de pCO2 como substituto do IC, obtido a partir do mesmo cateter venoso central, pode ser útil na avaliação do estado cardiovascular durante a reanimação em doentes críticos. Cuschieri e colaboradores[101] demonstraram anteriormente, numa população mista de doentes críticos, que as relações entre o diferencial mvaCO2 ou o diferencial cvaCO2 e o IC eram equivalentes. Uma vez que o sangue venoso central está prontamente disponível a partir de um cateter venoso central, ao passo que o sangue venoso misto requer um cateter da artéria pulmonar, o intervalo cvaCO2, como ferramenta de monitorização clínica facilmente disponível, é atrativo. Na admissão na UTI, 24 pacientes no estudo de van Beest e seus colegas tinham um gap de pCO2 maior que 0,8 kPa (ou 6 mmHg). A persistência de um diferencial de pCO2 tão grande após 24 horas de tratamento foi preditiva de maior mortalidade.

Esses dados estão de acordo com os resultados de Vallee e colaboradores[102] que testaram prospectivamente essa hipótese em 56 pacientes com choque sético ressuscitados para uma ScvO2 maior que 70% (de acordo com os resultados do estudo de Rivers[103]). Verificaram que os doentes que ainda apresentavam uma perfusão tecidular alterada (avaliada por níveis séricos de lactato superiores a 2 mmol / L), apesar de uma ScvO2 normalizada, apresentavam um grande desfasamento cvaCO2 (superior a 6 mmHg). o CO2 é o produto final do metabolismo aeróbico e a sua concentração no sangue venoso reflecte o fluxo sanguíneo global dos tecidos em relação à procura metabólica. Uma vez que o CO_2 é cerca de 20 vezes mais solúvel do que o O_2, a probabilidade de se difundir para fora dos tecidos isquémicos e para o efluente venoso é grande, tornando-o um marcador muito sensível de hipoperfusão. Assim, em situações em que existe uma barreira de difusão de O_2 (resultante de capilares não funcionais e obliterados), "mascarando" a fraca extração de O_2 (O_2 ER) e o aumento do débito tecidular de O_2, o CO_2 continua a difundir-se para o efluente venoso, "desmascarando" o estado de baixa perfusão para o clínico quando é avaliada a diferença entre o CO venoso e o arterial$_2$. De forma consistente, Vallee e colaboradores[102] evidenciaram que os pacientes com valores elevados de gap de cvaCO2 tinham valores mais baixos de depuração de lactato e IC, e apresentavam uma diminuição significativa na pontuação do Sepsis-related Organ Failure Assessment do que os pacientes com um gap baixo de cvaCO2. Assim, o desnível da cvaCO2 representa uma ferramenta complementar útil para identificar os doentes que permanecem inadequadamente reanimados quando o valor limite de 70% da ScvO2 é atingido.

A limitação óbvia da ScvO2 é, por conseguinte, o facto de os valores normais/elevados não poderem discriminar se o fornecimento é adequado ou excessivo em relação à procura. Embora a ScvO2 possa, assim, não deixar escapar qualquer perturbação global do fornecimento de oxigénio (DO_2), pode permanecer "cega" para as perturbações locais da perfusão, que abundam na sépsis devido à deterioração da microcirculação. Em condições em que a captação de O2 (VO_2) não satisfaz a procura de O_2, ocorre uma disóxia tecidular que conduz à falência dos órgãos e à morte. O ponto crucial aqui é que esses tecidos podem permanecer acessíveis ao manejo hemodinâmico terapêutico convencional (inotrópicos e infusão de fluidos).

Se o efeito resultante no intervalo de pCO2 depende, em princípio, do estado de fluxo ou da produção anaeróbica de CO_2 foi testado por Vallet e seus colegas[105] num modelo experimental de membro isolado no qual a hipóxia isquémica (IH) e a hipóxia hipóxica (HH) foram comparadas. Os autores demonstraram que, quando o DO2 foi reduzido para além do seu limiar crítico na HI (disóxia), este facto foi associado a um aumento do desnível entre o pCO2 venoso e o pCO2 arterial do membro[105]. Por outro lado, na HH, o desnível do pCO2 não aumentou apesar de uma redução acentuada do VO2 e do VCO2, evidenciando claramente que o desnível é um marcador da adequação do fluxo sanguíneo venoso para remover o CO_2 produzido e não um marcador de hipoxia ou disóxia tecidular.

A determinação do intervalo durante a reanimação de doentes em estado crítico é útil para decidir quando parar a reanimação apesar da evidência persistente de isquémia de órgãos e de uma ScvO2 superior a 70% *[Tabela 6]*. O objetivo de um intervalo inferior a 6 mm Hg pode ser uma ferramenta complementar útil para avaliar a adequação do fluxo sanguíneo à procura metabólica global. A este respeito, pode ajudar a titular os inotrópicos de modo a adaptar a DO2 ao v_{CO2}, ou a escolher entre a correção da hemoglobina ou a infusão de fluidos/inotrópicos. Seja qual for a forma como o utiliza ou gosta, por via venosa mista ou central, em doentes com choque sético, por favor, "atenção ao intervalo"!*[106]*

Tabela 6. Lacuna de PCO2 em diferentes estados de choque[106].

Shock type	Lactate	O_2ER	$ScvO_2$	$cvaCO_2$ gap
Cardiogenic or hypovolemic	HIGH	HIGH	LOW	HIGH
Anemic or hypoxemic	HIGH	HIGH	LOW	LOW
Distributive	HIGH	LOW	HIGH	HIGH
Cytopathic	HIGH	LOW	HIGH	LOW

Nível de Lactato no Sangue

Um aumento do nível de lactato no sangue reflecte uma função celular anormal. Em estados de baixo fluxo, o mecanismo primário da hiperlactatemia é a hipóxia tecidual com desenvolvimento de metabolismo anaeróbico, mas no choque distributivo, a fisiopatologia é mais complexa e pode também envolver aumento da glicólise e inibição da piruvato desidrogenase. Em todos os casos, as alterações na depuração podem ser devidas a uma função hepática deficiente*[94]*.

O valor das medições seriadas do lactato no tratamento do choque é reconhecido há 30 anos*[107]*. Embora as alterações no lactato ocorram mais lentamente do que as alterações na pressão arterial sistémica ou no débito cardíaco, o nível de lactato no sangue deve diminuir ao longo de um período de horas com uma terapia eficaz. Em pacientes com choque e um nível de lactato sanguíneo superior a 3 mmol por litro, Jansen e colaboradores*[108]* descobriram que o objetivo de uma diminuição de pelo menos 20% no nível de lactato sanguíneo durante um período de 2 horas parecia estar associado a uma redução da mortalidade intra-hospitalar.

Variáveis microcirculatórias

O desenvolvimento de dispositivos portáteis para imagiologia espetral de polarização ortogonal (OPS) e o seu sucessor, a imagiologia de campo escuro de fluxo lateral (SDF), está a proporcionar novos meios de visualizar diretamente a microcirculação e avaliar os efeitos das intervenções no fluxo microcirculatório em superfícies facilmente acessíveis, como a área sublingual.[109] As alterações da microcirculação, incluindo a diminuição da densidade capilar, a redução da proporção de capilares perfundidos e o aumento da heterogeneidade do fluxo sanguíneo, foram identificadas em vários tipos de choque circulatório *[Figura 2]*, e a persistência destas alterações está associada a piores resultados[110].

A espetroscopia de infravermelhos próximos é uma técnica que utiliza luz de infravermelhos próximos para determinar a saturação de oxigénio nos tecidos a partir das fracções de oxihemoglobina e desoxihemoglobina. A análise das alterações da saturação de oxigénio nos tecidos durante um breve
O episódio de isquémia do antebraço pode ser usado para quantificar a disfunção microvascular[111]; estas alterações estão associadas a piores resultados[112]. Várias intervenções terapêuticas demonstraram ter um efeito nestas variáveis microcirculatórias, mas se a terapêutica guiada pela monitorização ou direcionada para a microcirculação pode melhorar os resultados requer mais estudos e não pode ser recomendada   neste   momento.

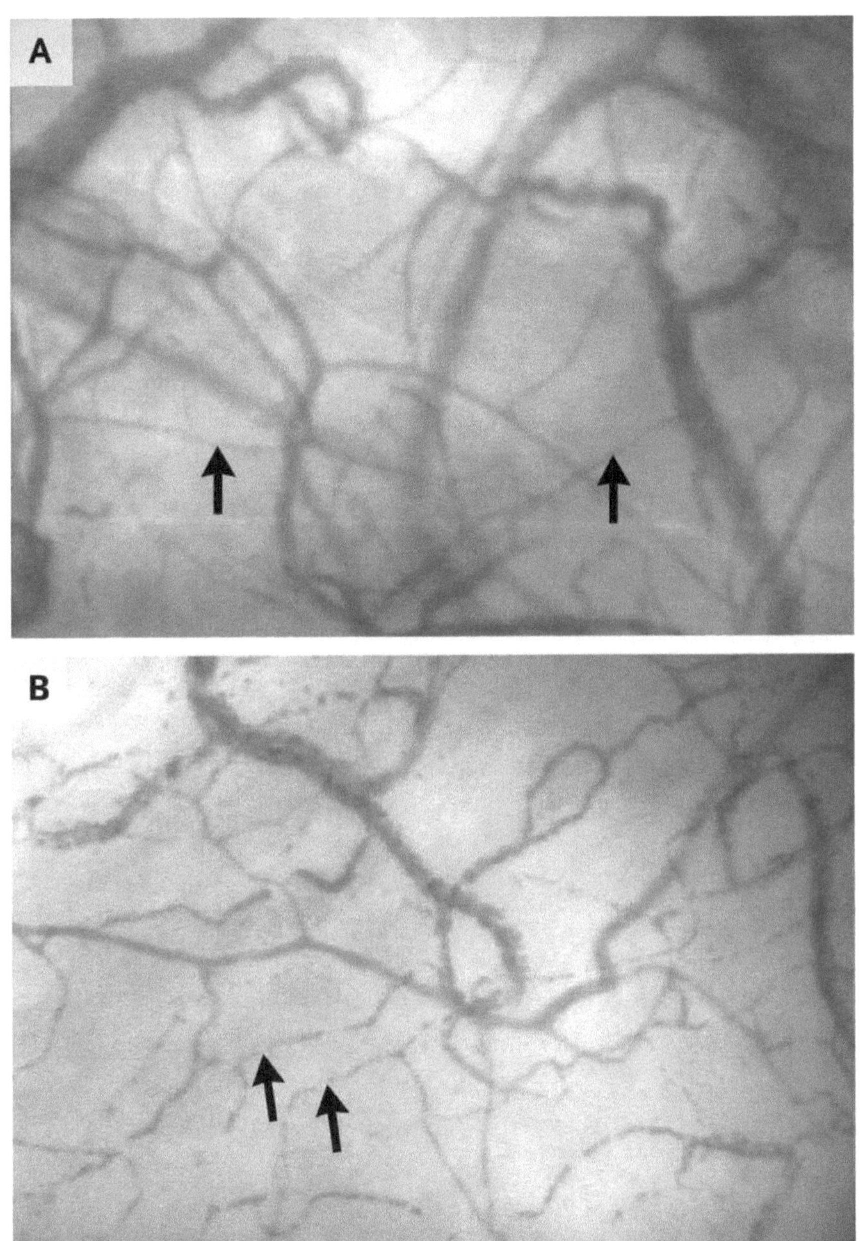

Figura 2. Imagens de campo escuro de fluxo lateral da microcirculação sublingual num voluntário saudável (Painel A) e num doente com choque sético (Painel B)[94].

Prioridades e objectivos terapêuticos

Existem essencialmente quatro fases no tratamento do choque, e os objectivos terapêuticos e a monitorização devem ser adaptados a cada fase *[Tabela 7]*. Na primeira fase (salvamento), o objetivo da terapêutica é atingir uma pressão arterial e um débito cardíaco mínimos compatíveis com a sobrevivência imediata. É necessária uma monitorização mínima; na maioria dos casos, a monitorização invasiva pode restringir-se a cateteres arteriais e venosos centrais. São necessários procedimentos que salvam vidas (por exemplo, cirurgia para trauma, drenagem pericárdica, revascularização para enfarte agudo do miocárdio e antibióticos para sepsia) para tratar a causa subjacente. Na segunda fase (otimização), o objetivo é aumentar a disponibilidade de oxigénio celular e existe uma janela de oportunidade estreita para intervenções que visem o estado hemodinâmico.*[103]* Uma reanimação hemodinâmica adequada reduz a inflamação, a disfunção mitocondrial e a ativação das caspases.*[113]* As medições dos níveis de SvO2 e de lactato podem ajudar a orientar a terapêutica e deve ser considerada a monitorização do débito cardíaco. Na terceira fase (estabilização), o objetivo é prevenir a disfunção orgânica, mesmo após a estabilidade hemodinâmica ter sido alcançada. O fornecimento de oxigénio aos tecidos já não é o principal problema, e o suporte dos órgãos torna-se mais relevante. Finalmente, na quarta fase (desescalonamento), o objetivo é retirar o doente dos agentes vasoactivos e promover a poliúria espontânea ou provocar a eliminação de fluidos através do uso de diuréticos ou ultrafiltração para atingir um balanço negativo de fluidos.

Tabela 7. Fases do tratamento do choque[94].

	Salvage	Optimization	Stabilization	De-escalation
Phase Focus	Obtain a minimal acceptable blood pressure	Provide adequate oxygen availability	Provide organ support	Wean from vasoactive agents
	Perform lifesaving measures	Optimize cardiac output, SvO_2, lactate	Minimize complications	Achieve a negative fluid balance

CENÁRIO DO CASO (Cont.)

O paciente está a ser submetido a ventilação mecânica. A sua ABP é suportada com uma infusão de norepinefrina. A analgesia está a ser fornecida por uma infusão contínua de fentanil. A paciente está delirando e seus próprios esforços respiratórios não estão sincronizados com o ventilador.

Capítulo 8

Que tipo de sedação deve ser administrada a este doente?

Os doentes internados em UCI são tratados com muitas intervenções (nomeadamente a entubação endotraqueal e a ventilação mecânica invasiva) que são observadas ou consideradas angustiantes. A dor é a recordação mais comum que os doentes têm da sua estadia na UCI*[114]*. A agitação pode precipitar a remoção acidental de tubos endotraqueais ou de cateteres intravasculares utilizados para monitorização ou administração de medicamentos que sustentam a vida. Análogo ao conceito da "tríade da anestesia", que destaca as interações entre hipnóticos, analgésicos e relaxantes musculares para encorajar uma anestesia equilibrada, o conceito da "tríade da UCI" reconhece que a dor, a agitação e o delírio - e, por conseguinte, as abordagens para a sua gestão - estão inextricavelmente ligados *[Figura 3][115]*.

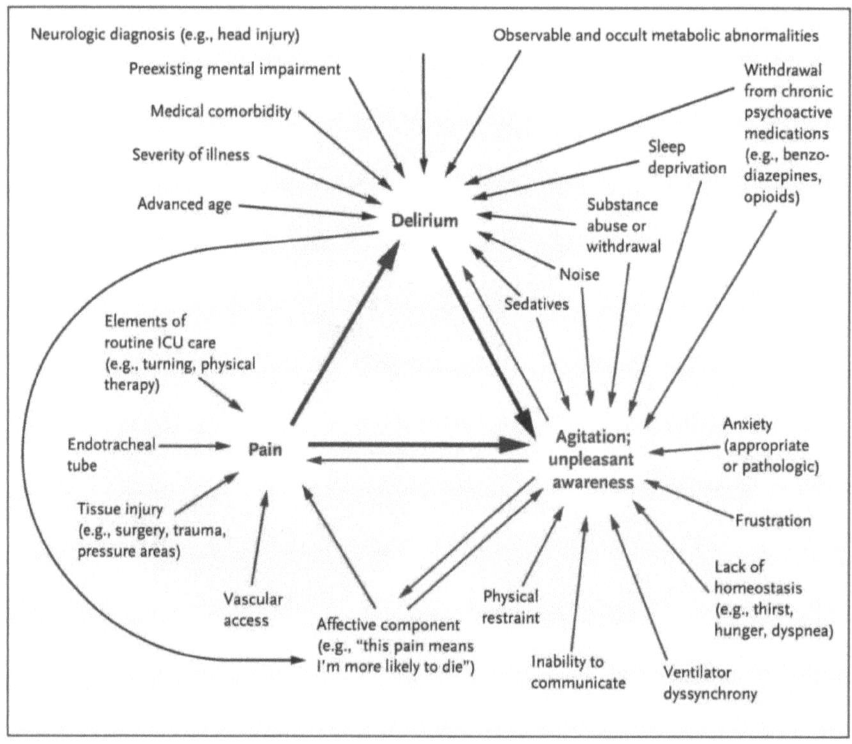

Figura 3. Causas e Interações da Dor, Agitação e Delirium[115].

O Manual de Diagnóstico e Estatística das Perturbações Mentais, 4ª edição (DSM-IV),[116] enumera quatro domínios do delirium: perturbação da consciência, alteração da cognição, desenvolvimento durante um curto período e flutuação. O delírio é definido pelo National Institutes of Health como "confusão súbita e grave e mudanças rápidas na função cerebral que ocorrem com doença física ou mental". A caraterística mais comum do delirium, considerada por muitos como o seu sinal cardinal, é a desatenção. O delírio é uma manifestação inespecífica, mas geralmente reversível, de doença aguda que parece ter muitas causas, incluindo a recuperação de um estado de sedação ou excesso de sedação.

Embora o delirium seja hoje reconhecido como um evento frequente e grave em doentes críticos, não existe nenhum teste de diagnóstico sanguíneo, eletrofisiológico ou imagiológico para o delirium, pelo que este continua a ser um diagnóstico clínico. As estimativas da incidência de delirium na UTI variam de 16%[117] a 89%[118], sendo a incidência relatada afetada tanto pelas caraterísticas da população estudada quanto pelos critérios diagnósticos utilizados. Os factores de risco identificados incluem a idade avançada e a presença de mais do que uma condição associada ao coma, seguida de tratamento com medicamentos sedativos, diagnóstico neurológico e aumento da gravidade da doença[119]. O diagnóstico de delirium está associado a um aumento da mortalidade (estimado num aumento de 10% do risco relativo de morte por cada dia de delirium[120] e a uma diminuição da função cognitiva a longo prazo[121].

Na prática de rotina, os funcionários da UTI normalmente não diagnosticam o delírio em quase três quartos dos pacientes que apresentam a condição, enquanto a triagem ativa por enfermeiros pesquisadores identificou o delírio em até 64% dos pacientes que foram considerados delirantes por um psiquiatra, um geriatra ou um neurologista.[122] As escalas relativas ao delírio na UCI aplicam os quatro domínios do DSM-IV que definem o delírio em doentes médicos e psiquiátricos gerais aos doentes da UCI cuja gravidade da doença pode flutuar rapidamente, que recebem múltiplos analgésicos e sedativos e que são incapazes de falar devido à entubação endotraqueal. Duas escalas são de uso corrente, o **Confusion Assessment Method for the ICU (CAM- ICU)[123]** e a **Intensive Care Delirium Screening Checklist (ICDSC)[117] [Tabela 8]**. A CAM-ICU apresenta uma avaliação dicotómica num único momento, enquanto a **ICDSC** enumera sinais que podem ser observados ao longo de um período de tempo. Embora estas escalas sejam essenciais para diagnosticar objetivamente o delírio para fins de investigação, não é claro que a utilização destas escalas seja mais sensível do que as avaliações não estruturadas feitas por enfermeiros treinados à beira do leito que são levados a procurar o delírio. A **CAM-ICU e a ICDSC** são atualmente os dois métodos aceites para identificar uma condição que, de outra forma, passa frequentemente despercebida*[124]*.

Escolha do agente sedativo

De acordo com o princípio de que é melhor tratar a doença do que mascará-la, os sedativos devem ser usados apenas quando a dor e o delírio tiverem sido tratados com o uso de estratégias farmacológicas e não farmacológicas específicas. Apesar de pelo menos 90 ensaios comparando regimes sedativos,*[125]* em geral, nenhum medicamento sedativo é claramente superior a todos os outros. Os sedativos normalmente utilizados na UTI são os benzodiazepínicos midazolam e lorazepam (e, em menor grau, o diazepam), o agente anestésico intravenoso de ação curta propofol e a dexmedetomidina. O remifentanil, um opióide, também é utilizado como agente único devido aos seus efeitos sedativos *[Tabela 9]*. Diferenças marcantes nos padrões de prescrição entre países sugerem que a escolha do agente é determinada mais pela tradição e familiaridade do que pela prática baseada em evidências*[115]*.

Tabela 8. Sistemas de Pontuação para o Diagnóstico de Delirium em Pacientes Criticamente Doentes[115].

Table 3. Scoring Systems for the Diagnosis of Delirium in Critically Ill Patients.*

System, Scoring Method, and Criteria

Confusion Assessment Method for the ICU (CAM-ICU)†

Scoring is positive or negative according to the presence or absence of criteria listed

Patient must be sufficiently awake (RASS score, –3 or more) for assessment according to the following criteria:

An acute change from mental status at baseline or fluctuating mental status during the past 24 hr (must be true to be positive)

More than 2 errors on a 10-point test of attention to voice or pictures (must be true to be positive)

If the RASS is not 0 and the above two criteria are positive, the patient is delirious

If the RASS is 0 and the above two criteria are positive, test for disorganized thinking using 4 yes/no questions and a 2-step command; >1 error means the patient is delirious; ≤1 error excludes delirium

Intensive Care Delirium Screening Checklist (ICDSC)‡

A score of ≥4 is positive for delirium (with scores of 1 to 3 termed "subsyndromal delirium")

Patient must show at least a response to mild or moderate stimulation. Then score 1 point for each of the following features, as assessed in the manner thought appropriate by the clinician:

Anything other than "normal wakefulness"

Inattention

Disorientation

Hallucination

Psychomotor agitation

Inappropriate speech or mood

Disturbance in sleep or wake cycle

Fluctuation in symptoms

* RASS denotes Richmond Agitation–Sedation Scale.
† Data are from Ely et al.[41]
‡ Data are from Bergeron et al.[29]

Tabela 9. Sedativos e Analgésicos de Uso Comum na UTI[115].

Drug (Brand Name)	Mechanism of Action	Typical Adult Dose	Pharmacokinetic Properties	Adverse Effects
Midazolam (Versed)	GABA$_A$ agonist	Bolus, 1 to 5 mg; infusion, 1 to 5 mg/hr	Half-life, 3 to 11 hr; active metabolite accumulates with prolonged infusion; metabolized by hepatic oxidation, with renal excretion of active metabolite	Possibly a higher risk of delirium and tolerance than with certain other sedatives
Lorazepam (Ativan)	GABA$_A$ agonist	Bolus, 1 to 4 mg; infusion, 1 to 5 mg/hr	Slower onset (5 to 20 min) than that of midazolam or diazepam (2 to 5 min); half-life, 8 to 15 hr; metabolized by hepatic glucuronidation, with no active metabolites, so offset may be more predictable than that of midazolam in critical illness	Possibly a higher risk of delirium and tolerance than with certain other sedatives
Diazepam (Valium; Diazemuls)	GABA$_A$ agonist	Bolus, 1 to 5 mg	Half-life, 20 to 120 hr; metabolized by hepatic desmethylation and hydroxylation; active metabolite accumulates in renal failure	Poorly soluble in water, so prolonged peripheral intravenous infusion may cause phlebitis; possibly a higher risk of delirium and tolerance than certain other sedatives
Propofol (Diprivan)	GABA$_A$ agonist, with other effects, including on glutamate and cannabinoid receptors	50 to 200 mg/hr or 1 to 3 mg/kg/hr	Half-life, 30 to 60 min after infusion; longer after prolonged infusion because of redistribution from fat stores; metabolized by hepatic glucuronidation and hydroxylation	Vasodilatation or negative inotropy causing hypotension or bradycardia; propofol infusion syndrome (lactic acidosis, arrhythmia, and cardiac arrest), mostly associated with prolonged infusion rates of >4 to 5 mg/kg/hr; hypertriglyceridemia; pancreatitis
Dexmedetomidine (Precedex)	α_2-Agonist	0.2 to 1.5 µg/kg/hr	Half-life, 2 hr; does not accumulate with prolonged infusion; metabolized by hepatic glucuronidation and oxidation, with no active metabolites	Transient hypertension, then hypotension; bradycardia, dry mouth, nausea
Remifentanil (Ultiva)	µ-Opioid agonist (also with κ-opioid agonist effects)	0.5 to 2 µg/kg/min; loading dose of 0.4 to 0.8 µg/kg may be considered	Half-life, 3 to 4 min; does not accumulate with prolonged infusion; metabolized by plasma esterases and so is unaffected by organ function	Nausea, constipation, respiratory depression, bradycardia
Fentanyl (Sublimaze)	µ-Opioid agonist (also with κ-opioid agonist effects)	20 to 100 µg/hr; loading dose of 50 to 100 µg may be considered	Half-life, 1.5 to 6 hr; highly fat soluble, so rapid onset but accumulates with prolonged infusion; metabolized by hepatic oxidation; no active metabolites	Nausea, constipation, respiratory depression, skeletal-muscle rigidity with high bolus doses
Morphine (Roxanol; Duramorph)	µ-Opioid agonist (also with κ-opioid and δ-opioid agonist effects)	1 to 5 mg/hr; loading dose of 2 to 5 mg may be considered	Half-life, 3 to 7 hr; more water soluble, so slower onset than fentanyl with less accumulation; metabolized by hepatic glucuronidation to morphine-6-glucuronide (10%) (20 times as active as parent drug) and morphine-3-glucuronide (90%) (inactive as an analgesic but causes neuro-excitation, at least in animal models), both with renal excretion	Nausea, constipation, respiratory depression, histamine release and consequent vasodilatation and hypotension, itch
Hydromorphone (Dilaudid)	µ-Opioid agonist (also with κ-opioid and δ-opioid agonist effects)	0.5 to 2 mg/hr; loading dose of 0.4 to 1.5 mg may be considered	Half-life, 1.5 to 3.5 hr; 7 to 11 times as potent as morphine; metabolized by hepatic glucuronidation to hydromorphone-3-glucuronide, with effects similar to those of morphine-3-glucuronide	Nausea, constipation, respiratory depression

* GABA$_A$ denotes γ-aminobutyric acid type A.

As evidências de ensaios aleatórios e controlados apoiam consistentemente a utilização do nível mínimo possível de sedação, juntamente com a interrupção diária das infusões de sedativos. Num ensaio de referência que comparou a interrupção diária de rotina das infusões de sedativos com a interrupção discricionária por parte dos médicos responsáveis pelo tratamento, os doentes cuja sedação era interrompida por rotina receberam menos sedação em geral e passaram menos dias sob ventilação mecânica e menos dias na UCI. Embora o ensaio fosse demasiado pequeno para avaliar as diferenças na mortalidade ou no destino da alta, as reduções observadas na duração da ventilação mecânica e no tempo de permanência na UCI foram associadas a uma redução não significativa da mortalidade e a um aumento não significativo da proporção de doentes que tiveram alta para as suas próprias casas*[126]*.

Um ensaio multicêntrico subsequente, de maiores dimensões, combinou a interrupção diária da sedação com ensaios diários de respiração espontânea*[127]*. A interrupção diária da sedação foi associada a uma menor administração de um sedativo benzodiazepínico, a uma redução da duração da ventilação mecânica, a uma redução do tempo de permanência na UCI e a um aumento significativo da sobrevivência.

É de notar que a interrupção diária só é benéfica quando resulta numa redução da dose total de sedativo administrada. Um estudo randomizado e controlado em que todos os pacientes submetidos à ventilação mecânica receberam morfina para o tratamento da dor em uma abordagem de "analgesia primeiro" comparou um protocolo de não sedação com o uso rotineiro de sedação com interrupção diária*[128]*. Os pacientes que foram designados para o protocolo de não sedação tiveram estadias mais curtas na UTI e no hospital e mais dias sem ventilação mecânica.

Um estudo de coorte prospetivo, multicêntrico e longitudinal que mostra que a profundidade da sedação foi associada de forma independente à duração da ventilação mecânica, à mortalidade hospitalar e às taxas de morte no prazo de 180 dias*[129]*. Num ensaio aleatório e controlado, a utilização de sedação mais ligeira resultou em mais dias sem ventilador e sem UCI*[130]*. Em comparação com a sedação profunda, a utilização de sedação mais ligeira não aumentou a taxa de acontecimentos adversos a curto prazo e os resultados psiquiátricos a longo prazo não foram afectados ou melhoraram*[130, 131]*.

Se a minimização da profundidade e da duração da sedação for aceite como um objetivo desejável, então a utilização de um agente de ação curta com um efeito que pode ser rapidamente ajustado, como o propofol, a dexmedetomidina ou o remifentanil, deverá oferecer vantagens em relação aos agentes de ação mais longa ou aos agentes com metabolitos activos.

A dexmedetomidina pode ter vantagens sobre as benzodiazepinas, uma vez que produz analgesia, causa menos depressão respiratória e, aparentemente, proporciona um tipo de sedação qualitativamente diferente, em que os doentes são mais interactivos e, por isso, potencialmente mais capazes de comunicar as suas necessidades[132].*[132]* Em comparação com o lorazepam e o midazolam, a dexmedetomidina resultou em menos delírio e uma duração mais curta da ventilação mecânica, mas não reduziu a permanência na UTI ou no hospital*[132,133]*. Quando dois fármacos de ação curta e tituláveis, como o propofol e a dexmedetomidina, foram comparados, não houve diferença significativa no tempo gasto no nível de sedação alvo e nenhuma diferença na duração da ventilação mecânica ou na permanência na UTI*[132]*.

Avaliação e monitorização da sedação e do delírio

A mensagem consistente é que o objetivo do nível mais leve possível de sedação e o monitoramento rotineiro da profundidade da sedação entre os pacientes na UTI podem proporcionar benefícios clínicos. Embora a prática da UTI seja caracterizada por um monitoramento rigoroso dos cuidados cuidadosamente administrados, pesquisas realizadas em vários países mostraram que a profundidade da sedação frequentemente não é monitorada*[134]*. Esse achado é surpreendente e inaceitável, pois as evidências sugerem que o monitoramento rotineiro da sedação pode melhorar os resultados dos pacientes*[135]*.

Balanças de sedação

Das escalas de sedação descritas, a **Escala de Sedação-Agitação de Riker***[136]* e a **Escala de Agitação-Sedação de Richmond***[137]* são as mais comumente relatadas, mas em comparação direta, nenhuma delas é comprovadamente superior*[138]* ***[Tabela 10]***. Para a maioria dos pacientes submetidos a ventilação mecânica em uma UTI, uma meta apropriada é uma pontuação de 3 a 4 na **Escala de Sedação-Agitação de Riker** (que varia de 1 a 7, com pontuações de <4 indicam uma sedação mais profunda, uma pontuação de 4 indica uma aparência de calma e cooperação, e pontuações de ≥5 indicam agitação crescente) ou uma pontuação de -2 a 0 na Escala **de Agitação-Sedação de Richmond** (que varia de -5 a +4, com pontuações mais negativas indicando sedação mais profunda e pontuações mais positivas indicando agitação crescente, e com 0 representando a aparência de calma e alerta normal).

Tabela 10. Escalas de Sedação para Pacientes na UTI[115].

Table 2. Sedation Scales for Patients in the ICU.

Scale and Scoring Method	Description
Riker Sedation–Agitation Scale (SAS)*	
Dangerous agitation (score of 7)	Pulling at endotracheal tube, trying to remove catheters, climbing over bed rail, striking at staff, thrashing from side to side
Very agitated (score of 6)	Requiring restraint and frequent verbal reminding of limits, biting endotracheal tube
Agitated (score of 5)	Anxious or physically agitated, calming at verbal instruction
Calm and cooperative (score of 4)	Calm, easily rousable, follows commands
Sedated (score of 3)	Difficult to arouse but awakens to verbal stimuli or gentle shaking; follows simple commands but drifts off again
Very sedated (score of 2)	Arouses to physical stimuli but does not communicate or follow commands, may move spontaneously
Cannot be aroused (score of 1)	Minimal or no response to noxious stimuli, does not communicate or follow commands
Richmond Agitation–Sedation Scale (RASS)†	
Combative (score of 4)	Overtly combative, violent, immediate danger to staff
Very agitated (score of 3)	Pulls or removes tubes or catheters; aggressive
Agitated (score of 2)	Frequent nonpurposeful movement, fights ventilator
Restless (score of 1)	Anxious but movements not aggressive or vigorous
Alert and calm (score of 0)	Alert and calm
Drowsy (score of –1)	Not fully alert but has sustained awakening (eye opening or eye contact) to voice (≥10 sec)
Light sedation (score of –2)	Briefly awakens with eye contact to voice (<10 sec)
Moderate sedation (score of –3)	Movement or eye opening to voice but no eye contact
Deep sedation (score of –4)	No response to voice but movement or eye opening to physical stimulation
Cannot be aroused (score of –5)	No response to voice or physical stimulation

* Data are from Riker et al.[37]
† Data are from Sessler et al.[38]

Prevenção e tratamento do delírio

Prevenção

Existem algumas evidências de que o delírio pode ser prevenido; a reorientação repetida, a redução do ruído, a estimulação cognitiva, os aparelhos de visão e audição, a hidratação adequada e a mobilização precoce podem reduzir a incidência de delírio.[139] A profilaxia com haloperidol em doentes submetidos a cirurgia da anca reduziu a gravidade e a duração do delírio.[140] Entre os doentes na UCI, a duração do delírio foi reduzida para metade com a mobilização precoce durante as interrupções da sedação.[141]

Estudos farmacológicos de prevenção do delirium incluem ensaios que comparam um regime sedativo-analgésico com outro e estudos de drogas antipsicóticas administradas com a intenção específica de prevenir o delirium. Quatro estudos controlados por placebo avaliaram a profilaxia farmacológica do delirium; haloperidol em dose baixa*[142]* e risperidona em dose baixa*[143]* reduziram a incidência de delirium, assim como uma única dose baixa de cetamina durante a indução da anestesia*[144]*.

A sedação com dexmedetomidina em vez de benzodiazepínicos parece reduzir a incidência de delirium na UTI. Em um estudo multicêntrico e randomizado que envolveu predominantemente pacientes médicos na UTI, a administração de dexmedetomidina ou midazolam resultou em proporções semelhantes de tempo dentro da faixa-alvo de -2 a +1 na Escala de Agitação-Sedação de Richmond entre os pacientes, mas aqueles que receberam dexmedetomidina tiveram um risco reduzido de delírio e passaram menos tempo sob ventilação mecânica.*133]* Em comparação com uma infusão de lorazepam, a sedação com dexmedetomidina resultou em mais tempo no nível-alvo de sedação e maior sobrevivência sem delírio ou coma*[146]*. Num ensaio multicêntrico europeu, os doentes foram aleatoriamente designados para continuar o tratamento com o seu sedativo atual (midazolam ou propofol) ou para mudar para sedação com até 1,4 µg de dexmedetomidina por quilograma de peso corporal por hora[132]. *[132]* Não houve diferenças entre os grupos na proporção de tempo no nível alvo de sedação. As taxas do ponto final composto de agitação, ansiedade ou delírio foram mais baixas com a dexmedetomidina do que com o propofol, mas as taxas com a dexmedetomidina foram equivalentes às do midazolam. Quando o delirium foi avaliado com o uso do CAM-ICU 48 horas após a interrupção da sedação, não houve diferenças significativas entre os grupos.

Tratamento

Há muito pouca evidência para orientar o tratamento do delirium estabelecido, e a maioria dos ensaios existentes foram classificados pelos investigadores como estudos piloto. Num estudo com 36 pacientes que foram aleatoriamente designados para tratamento com quetiapina ou placebo, o delirium resolveu-se mais rapidamente nos pacientes que receberam quetiapina. O uso de quetiapina também aumentou o número de pacientes que receberam alta para sua própria casa ou para reabilitação.*[147]* Um estudo de 103 pacientes que foram aleatoriamente designados para receber haloperidol regular, ziprasidona ou placebo não mostrou diferenças significativas no número de dias que os pacientes sobreviveram sem delírio ou coma.*[148]* O único estudo comparando haloperidol com um antipsicótico atípico (olanzapina) mostrou eficácia equivalente.*[149]*

Num estudo-piloto que comparou a dexmedetomidina com o haloperidol em doentes com delírio hiperativo, a dexmedetomidina foi associada a um menor tempo de extubação e a um menor tempo de permanência na UCI*[150]*. Esta conclusão é apoiada por um ensaio aleatório de dexmedetomidina versus midazolam, no qual os doentes com delírio no momento da inscrição tiveram uma resolução mais rápida do delírio se lhes fosse atribuída a dexmedetomidina do que se lhes fosse atribuído o midazolam*[133]*.

Atualmente, estão disponíveis provas crescentes e definitivas que apoiam a utilização da dexmedetomidina no tratamento do delirium.

Capítulo 9

Que estratégia utilizaria para fornecer nutrição a este doente?

Os doentes em estado crítico que necessitam de suporte de órgãos vitais na UCI têm normalmente anorexia e podem ser incapazes de se alimentar voluntariamente por via oral durante períodos que vão de dias a meses. A menos que estes doentes recebam macronutrientes sob a forma de nutrição entérica ou parentérica, acumulam um défice de energia que atinge rapidamente proporções que contribuem para a perda de tecido magro e que estão associadas a resultados adversos[151]. A resposta catabólica à doença crítica aguda é muito mais pronunciada do que a evocada pelo jejum em pessoas saudáveis, uma vez que o défice de energia em doentes agudos é frequentemente sobreposto à imobilização e a respostas inflamatórias e endócrinas pronunciadas. Em muitos estudos, o grau de défice energético acumulado em doentes críticos está fortemente associado à duração da permanência na UCI, que, por sua vez, está associada a um aumento da incidência de complicações infecciosas e do risco de morte[151].

Nutrição Enteral / Alimentação Parenteral

A primeira questão a abordar é se os dados de ensaios metodologicamente sólidos, aleatorizados e controlados apoiam o início da alimentação entérica precocemente na fase aguda da doença crítica *[tabela 11][Figura 4]*.

Recentemente, foram realizados ensaios aleatórios controlados, metodologicamente sólidos e com potência adequada, que compararam o início imediato da nutrição entérica com o início tardio durante a fase aguda da doença crítica. Outros ensaios investigaram o efeito de protocolos de administração de nutrição entérica para atingir um objetivo energético estimado imediatamente após a admissão na UCI, em vez de atingir objectivos gradualmente crescentes ao longo da primeira semana na UCI[153]. No ensaio mais recente Trophic vs. Full-Energy Enteral Nutrition in Mechanically Ventilated Patients with Acute Lung Injury (EDEN), os investigadores abordaram a questão da quantidade de nutrição entérica que deve ser administrada no início da doença crítica[154]. Embora os doentes do grupo que recebeu alimentação trófica tenham acumulado um défice nutricional substancialmente maior do que o grupo que recebeu alimentação entérica completa durante uma semana, não se verificou qualquer diferença entre os grupos nos resultados funcionais agudos ou a longo prazo *[tabela 11][Figura 4].[154,155]*

Tabela 11. Intervenções nutricionais para doentes em estado crítico de acordo com dados de ensaios clínicos aleatórios[153].

Table 1. Nutritional Interventions for Critically Ill Patients, According to Data from Randomized, Controlled Trials.

Nutritional Intervention	Rationale	High-Quality Evidence[a]	References
Enteral feeding versus no artificial feeding in acute critical illness	Prevention of lean-tissue wasting, weakness, and infections to enhance recovery	NA	NA
Increased enteral feeding during first week in ICU	Early prevention of caloric deficit to enhance recovery	No clear benefit in well-nourished patients	Martin et al.,[5] Doig et al.,[6] National Heart, Lung, and Blood Institute Acute Respiratory Distress Syndrome Clinical Trials Network,[7] Needham et al.,[8] Arabi et al.,[9] Montejo et al.,[10][†] Reignier et al.[11]
Use of prokinetic agents or postpyloric feeding	Early prevention of caloric deficit to enhance recovery	Inconclusive	Davies et al.,[12] Acosta-Escribano et al.[13][‡]
Supplemental parenteral feeding during first week in ICU	Early prevention of caloric deficit to enhance recovery	No clear benefit and potential harm with higher doses in unselected patients receiving some enteral nutrition; inconclusive in patients with contraindication to enteral nutrition	Casaer et al.,[14] Heidegger et al.,[15] Doig et al.[16]
Use of increased protein (>0.8 g/kg/day)	Sparing of endogenous protein to enhance recovery	NA	NA
Use of glutamine	Resupply of a conditional deficiency to reduce mortality	Inconclusive and potentially harmful in higher doses	Wernerman et al.,[17] Andrews et al.,[18] Heyland et al.[19]
Use of antioxidants	Prevention of organ failure	No clear benefit; for selenium, possibly dependent on dose and preexisting deficiency status	Heyland et al.,[19] Alhazzani et al.[20]
Use of antiinflammatory lipids	Prevention of organ failure	Inconclusive	Pontes-Arruda et al.,[21,22] Umpierrez et al.,[23][§] Rice et al.[24][¶]

[a] The quality of randomized, controlled trials was considered to be high when the study had blinded study-group assignments, a sample size sufficiently large to detect the hypothesized treatment effect, a diagram showing how patients were selected, prespecified end points, and an intention-to-treat analysis. NA denotes not available because evidence is lacking from high-quality randomized, controlled trials.
† No diagram showing how patients were selected was included in the study by Montejo et al.[10]
‡ No information on the way in which investigators concealed study-group assignments was included in the study by Acosta-Escribano et al.[13]
§ No sample-size calculation and only partial outcome data in the intention-to-treat population were included in the study by Pontes-Arruda et al.[22] and no diagram showing how patients were selected was included in the study by Umpierrez et al.[23]
¶ The study by Rice et al.[24] was stopped prematurely for futility at the first interim analysis.

Estudos realizados em animais e seres humanos demonstraram um efeito trófico dos nutrientes entéricos na integridade da mucosa intestinal, uma descoberta que forneceu a justificação para instituir a nutrição entérica precocemente durante a doença crítica e que apoia um benefício em termos de resultados com a nutrição entérica precoce em comparação com a nutrição tardia durante a fase aguda da doença crítica. Em estudos observacionais, os doentes internados na UCI que foram alimentados precocemente através da via entérica tiveram melhores resultados do que os que não o foram*[156]*. Além disso, a incapacidade de fornecer nutrição entérica precocemente pode ser um marcador da gravidade da doença (ou seja, os doentes que podem ser alimentados por via entérica estão menos doentes do que os que não podem) e não um mediador de complicações e de maus resultados.

À luz das novas evidências de ensaios que incluíram poucos ou nenhuns doentes gravemente desnutridos, parece razoável iniciar alguma alimentação gástrica, fornecendo também micronutrientes, assim que o estado do doente estiver estabilizado e permitir a ingestão hipocalórica de macronutrientes durante a primeira semana de doença crítica. É incerto se os doentes com desnutrição pré-existente devem ser tratados de forma diferente*[157]*.

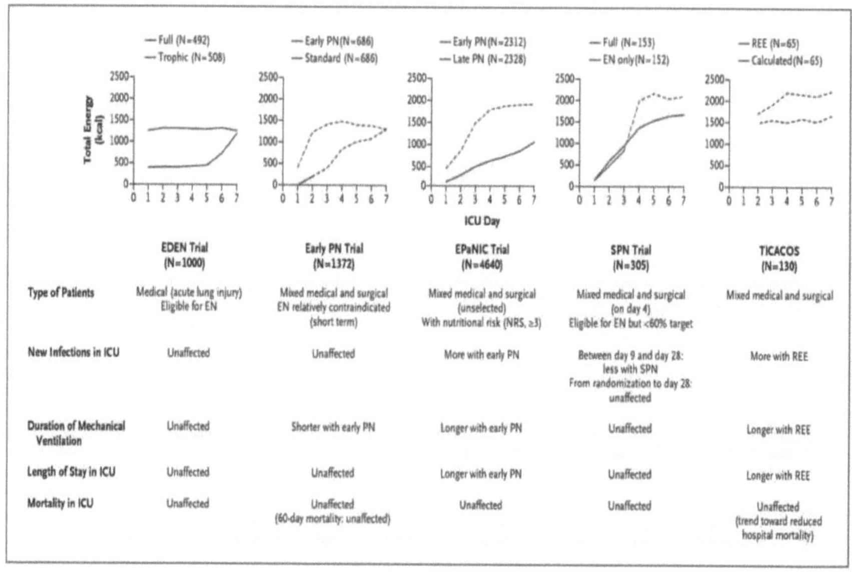

	EDEN Trial (N=1000)	Early PN Trial (N=1372)	EPaNIC Trial (N=4640)	SPN Trial (N=305)	TICACOS (N=130)
Type of Patients	Medical (acute lung injury) Eligible for EN	Mixed medical and surgical EN relatively contraindicated (short term)	Mixed medical and surgical (unselected) With nutritional risk (NRS, ≥3)	Mixed medical and surgical (on day 4) Eligible for EN but <60% target	Mixed medical and surgical
New Infections in ICU	Unaffected	Unaffected	More with early PN	Between day 9 and day 28: less with SPN From randomization to day 28: unaffected	More with REE
Duration of Mechanical Ventilation	Unaffected	Shorter with early PN	Longer with early PN	Unaffected	Longer with REE
Length of Stay in ICU	Unaffected	Unaffected	Longer with early PN	Unaffected	Longer with REE
Mortality in ICU	Unaffected	Unaffected (60-day mortality: unaffected)	Unaffected	Unaffected	Unaffected (trend toward reduced hospital mortality)

Figura 4. Comparação da ingestão de macronutrientes e dos resultados de cinco ensaios clínicos aleatórios controlados que avaliam a nutrição durante uma doença grave[153].

Devido às interrupções na alimentação por uma variedade de razões e ao atraso no esvaziamento gástrico, os doentes recebem frequentemente menos do que a quantidade prescrita de nutrição entérica. O facto de não se fornecer a nutrição prescrita tem sido considerado uma das razões pelas quais a utilização de nutrição entérica não melhorou os resultados em doentes críticos*[153]*.

Quando os clínicos se baseiam exclusivamente na via enteral para alimentar os doentes na UCI, o número de calorias administradas não atinge frequentemente os objectivos calculados. Esta discrepância pode dever-se aos efeitos secundários associados à alimentação enteral ou à falta de um trato gastrointestinal funcional. A questão clínica continua a ser se a nutrição parentérica deve ser iniciada nestes doentes e, em caso afirmativo, quando. Além disso, deverá a nutrição parentérica ser administrada precocemente ao subgrupo de doentes críticos que têm uma contraindicação relativa à nutrição entérica precoce?*[153]*

Foi realizado um grande ensaio aleatório e controlado - o estudo Impact of Early Parenteral Nutrition Completing Enteral Nutrition in Adult Critically Ill Patients *[157]*. Num segundo ensaio, o estudo Impact of Supplemental Parenteral Nutrition on Infection Rate, Duration of Mechanical Ventilation, and Rehabilitation in ICU Patients (SPN) *[158]*, os investigadores abordaram a questão pragmática de como tratar os doentes que são elegíveis para serem alimentados por via enteral mas que não toleram a alimentação enteral completa após 3 dias *[Figura 4]*.

As conclusões dos estudos observacionais e de pequena intervenção e mesmo dos grandes ensaios têm sido inconclusivas*[159,160]*. Embora as diretrizes europeias tenham recomendado o início precoce (no prazo de 48 horas após a admissão na UCI) da nutrição parentérica, para que o défice nutricional acumulado seja evitado o mais rapidamente possível, as diretrizes americanas e canadianas aconselharam a permissão da nutrição entérica hipocalórica durante 1 semana em doentes bem nutridos antes de considerar a nutrição parentérica*[161,162]*, Este último conselho baseou-se na observação de complicações (por exemplo, anomalias da função hepática, hiperglicemia, hipertrigliceridemia e infecções) associadas à nutrição parentérica e à sobrealimentação relatadas em estudos mais antigos*[159,163,164]*.

Continua a desconhecer-se se a nutrição parentérica precoce é benéfica para os doentes que têm uma contraindicação absoluta e mais prolongada para a nutrição entérica. Assim, o momento mais eficaz em que o início da nutrição parentérica pode produzir um benefício clínico claro durante a doença crítica continua por esclarecer*[153]*.

Seleção de macronutrientes

Aminoácidos

Outro tópico controverso é o conteúdo preferido de aminoácidos das preparações enterais e parenterais. Foi inferido que a administração de proteínas exógenas poderia induzir um efeito poupador de proteínas em doentes críticos através da estimulação da síntese proteica. No entanto, as análises da associação entre a ingestão de proteínas e os resultados têm mostrado resultados contraditórios*[165,166]*. Apenas um ensaio aleatório e controlado, envolvendo 50 doentes que estavam a ser tratados com terapêutica de substituição renal, estudou o efeito do aumento da dose de proteínas. Nesta população altamente selecionada, o aumento da quantidade de proteínas alterou o balanço de azoto calculado, mas não o resultado clínico*[167]*.

A glutamina é o aminoácido livre não essencial mais abundante; a glutamina foi rotulada como um aminoácido "condicionalmente essencial" durante a doença crítica, o que levou à hipótese de que a suplementação com glutamina melhoraria os resultados. Uma meta-análise dos primeiros ensaios aleatorizados e controlados que envolveram um total de 485 doentes sugeriu que a suplementação com glutamina poderia diminuir o risco de infeção, o tempo de permanência no hospital e o risco de morte*[168]*. Um ensaio escandinavo que foi interrompido precocemente devido à lentidão do recrutamento não mostrou qualquer diferença na taxa de morte ou disfunção orgânica com a suplementação de glutamina*[169]*.

Em dois ensaios recentes, aleatórios, controlados e de elevada qualidade, os investigadores estudaram os efeitos de duas doses de glutamina em doentes em estado crítico. No ensaio Scottish Intensive Care Glutamine or Selenium Evaluative Trial (SIGNET),*[170]* que envolveu 500 doentes, os investigadores avaliaram os efeitos de uma dose de glutamina de 0,1 a 0,2 g por quilograma por dia, enquanto no ensaio Reducing Deaths Due to Oxidative Stress (REDOXS),*[171]* que envolveu 1223 doentes, os investigadores avaliaram uma dose de glutamina de 0,6 a 0,8 g por quilograma por dia. O ensaio SIGNET não demonstrou qualquer benefício da administração parentérica de baixas doses de glutamina a doentes que recebiam alimentação parentérica.*[170]* O ensaio REDOXS demonstrou um aumento absoluto de 6,5 pontos percentuais na taxa de mortalidade aos 6 meses entre os doentes com falência orgânica que receberam precocemente nutrição parentérica de altas doses e tratamento entérico com glutamina.*[171]* Estes resultados desafiam o conceito de deficiência condicional de glutamina e os dados de ensaios robustos e consistentes não apoiam a suplementação rotineira de glutamina.

A suplementação com arginina no período pós-operatório pode diminuir a taxa de complicações infecciosas e o tempo de permanência no hospital. No entanto, a evidência atual não apoia a sua utilização durante a doença crítica*[172]*.

Lípidos

O tipo de lípido utilizado nas fórmulas nutricionais pode afetar a inflamação. Foi demonstrado que os ácidos gordos Ω-3 presentes no óleo de peixe têm efeitos anti-inflamatórios, os ácidos gordos Ω-9 presentes no azeite têm um efeito imunitário mais neutro e os ácidos gordos Ω-6 presentes no óleo de soja são pró-inflamatórios. *[173]*

Com base nos baixos níveis circulantes de ácidos gordos Ω-3 em doentes com lesão pulmonar aguda e nas propriedades pró-inflamatórias dos ácidos gordos Ω-6, foi colocada a hipótese de o perfil lipídico dos nutrientes para esses doentes contribuir para o desenvolvimento ou agravamento da lesão pulmonar aguda. Em três estudos pioneiros que envolveram um total de 411 doentes, um programa de alimentação entérica modificado com rácios mais elevados de ácidos gordos Ω-3 em relação aos ácidos gordos Ω-6 resultou numa redução das taxas de morte e de falência de novos órgãos, bem como na redução do tempo de permanência na UCI, em comparação com um programa de alimentação baseado em lípidos presentes no óleo de milho ou de canola[174].*[174]* Um ensaio posterior mostrou efeitos clínicos semelhantes em doentes com sépsis*[175]*. O ensaio mais recente e de maior dimensão, o estudo OMEGA, foi interrompido prematuramente por futilidade quando não mostrou qualquer benefício com a administração entérica de ácidos gordos Ω-3 e suplementos antioxidantes em 272 doentes*[176]*. Além disso, este estudo mostrou menos dias sem ventilador e estadias mais longas na UCI entre os doentes do grupo Ω-3. As preparações parenterais à base de óleo de peixe não demonstraram beneficiar os doentes na UCI,*[177]* e a utilização de azeite (um ácido gordo Ω-9), em comparação com o óleo de soja, não afectou a inflamação nem os resultados num ensaio que envolveu 100 doentes na UCI.*[178]* Atualmente, a falta de provas de alta qualidade impede qualquer recomendação sobre a utilização de lípidos específicos em doentes críticos.

Seleção de micronutrientes

Os micronutrientes (constituídos por oligoelementos, vitaminas e electrólitos) são administrados a doentes em estado crítico para prevenir deficiências e complicações associadas. Após a depleção das reservas de micronutrientes durante a inanição, o reinício da nutrição pode resultar numa síndrome de realimentação, que normalmente revela deficiências de tiamina, potássio e fosfato que podem causar complicações potencialmente fatais, como insuficiência cardíaca, acidose láctica, arritmia e insuficiência respiratória*[179]*.

A administração de doses farmacológicas de oligoelementos (selénio, cobre, manganésio, zinco e ferro) e vitaminas (E, C e beta-caroteno) foi proposta para reduzir os danos celulares oxidativos e a falência de órgãos em doentes críticos. Apesar dos resultados encorajadores da meta-análise dos primeiros estudos,*[180]* um ensaio controlado, aleatório, de alta qualidade e com alimentação adequada não demonstrou tal benefício.*[171]* A suplementação com selénio pode ser benéfica em populações nas quais a deficiência de selénio é prevalente, e o potencial de benefício é apoiado por uma meta-análise recente.*[181]* Assim, é possível que factores como a dose, a presença ou ausência de deficiência antes do início da doença e o tipo de doença crítica possam determinar o benefício da intervenção.*[181]*

Tabela 12. Recomendações para a Prática Nutricional Clínica na UTI e para Investigação futura[153].

Table 2. Recommendations for Clinical Nutritional Practice in the ICU and for Future Research.

Recommendations for clinical practice

Allow hypocaloric enteral feeding in the acute phase of critical illness for up to 7 days in previously well-nourished patients.

Note that current evidence does not support glutamine supplementation early in critical illness.

Supply micronutrients to prevent refeeding syndrome.*

Recommendations for future research

Investigate mechanisms underlying benefit or harm from the administration of macronutrients early during critical illness.

Identify biomarkers of the anabolic recovery phase to guide initiation of more aggressive feeding.

Validate scoring systems to identify patients who could benefit most from early nutrition.

Identify the potential role of glutamine as part of parenteral nutrition for critically ill patients after recovery from acute organ failure.

* This recommendation is based only on reports of potentially lethal adverse events from the Centers for Disease Control and Prevention, not on the results of high-quality, randomized, controlled trials.

REFERÊNCIAS

1 Majno G. The ancient riddle of sigma eta psi iota sigma (sepsis). *J Infect Dis* 1991; 163: 937-945.

2 Funk DJ, Parrillo JE, Kumar A. Sepsis and septic shock: a history. *Crit Care Clin* 2009; 25: 83-101.

3 Cerra FB. The systemic septic response: multiple systems organ failure. *Crit Care Clin* 1985; 1: 591-607.

4 Bone RC, Sibbald WJ, Sprung CL. The ACCP-SCCM Consensus Conference on sepsis and organ failure. *Chest* 1992; 101: 1481-1483.

5 Levy MM, Fink MP, Marshall JC, et al. 2001 SCCM/ESICM/ACCP/ATS/SIS International Sepsis Definitions Conference. *Crit Care Med* 2003; 31: 1250-1256.

6 Singer M, Deutschman CS, Seymour CW, et al. As terceiras definições de consenso internacional para sépsis e choque sético (sépsis-3). JAMA 2016; 315: 801810.

7 Angus DC, Linde-Zwirble WT, Lidicker J, Clermont G, Carcillo J, Pinsky MR. Epidemiology of severe sepsis in the United States: analysis of incidence, outcome, and associated costs of care. *Crit Care Med* 2001; 29: 1303-1310.

8 Lagu T, Rothberg MB, Shieh MS, Pekow PS, Steingrub JS, Lindenauer PK. Hospitalizações, custos e resultados de sepse grave nos Estados Unidos de 2003 a 2007. *Crit Care Med* 2012; 40: 754-756. [Erratum, Crit Care Med 2012; 40: 2932.]

9 Linde-Zwirble WT, Angus DC. Severe sepsis epidemiology: sampling, selection, and society. *Crit Care* 2004; 8: 222-226.

10 Adhikari NK, Fowler RA, Bhagwanjee S, Rubenfeld GD. Critical care and the global burden of critical illness in adults (Cuidados críticos e o peso global da doença crítica em adultos). *Lancet* 2010; 376: 1339-1346.

11 Ranieri VM, Thompson BT, Barie PS, et al. Drotrecogina alfa (activada) em adultos com choque sético. *N Engl J Med* 2012; 366: 2055-2064.

12 Martin GS, Mannino DM, Eaton S, Moss M. The epidemiology of sepsis in the United States from 1979 through 2000. *N Engl J Med* 2003; 348: 1546-1554.

13 Vincent JL, Rello J, Marshall J, et al. Estudo internacional sobre a prevalência e os resultados da infeção em unidades de cuidados intensivos. *JAMA* 2009; 302: 2323-2329.

14 Friedman G, Silva E, Vincent JL. Has the mortality of septic shock changed with time? *Crit Care Med* 1998; 26: 2078-2086.

15 Angus DC, Carlet J. Surviving intensive care: a report from the 2002 Brussels Roundtable. *Intensive Care Med* 2003; 29: 368-377.

16 Iwashyna TJ, Ely EW, Smith DM, Langa KM. Comprometimento cognitivo a longo prazo e incapacidade funcional entre sobreviventes de sépsis grave. *JAMA* 2010; 304: 1787-1794.

17 Dellinger RP, Levy MM, Rhodes A, et al. Surviving Sepsis Campaign: diretrizes internacionais para a gestão da sépsis grave e do choque sético: 2012. *Crit Care Med* 2013; 41: 580-637.

18 Levy MM, Dellinger RP, Townsend SR, et al. The Surviving Sepsis Campaign: results of an international guideline-based performance improvement program targeting severe sepsis. *Crit Care Med* 2010; 38: 367-374.

19 Paul M, Shani V, Muchtar E, Kariv G, Robenshtok E, Leibovici L. Systematic review and meta-analysis of the efficacy of appropriate empiric antibiotic therapy for sepsis. *Antimicrob Agents Chemother* 2010; 54: 4851-4863.

20 Bochud PY, Bonten M, Marchetti O, Calandra T. Antimicrobial therapy for patients with severe sepsis and septic shock: an evidence-based review (Terapia antimicrobiana para pacientes com sepse grave e choque sético: uma revisão baseada em evidências). *Crit Care Med* 2004; 32: S495-S512.

21 Heenen S, Jacobs F, Vincent JL. Antibiotic strategies in severe nosocomial sepsis: why do not we de-escalate more often? *Crit Care Med* 2012; 40: 1404-1409.

22 Angus DC. The search for effective therapy for sepsis: back to the drawing board? *JAMA* 2011; 306: 2614-2615.

23 Webster NR, Galley HF. Immunomodulation in the critically ill. *Br J Anaesth* 2009; 103: 70-81.

24 Bernard GR, Vincent JL, Laterre PF, et al. Efficacy and safety of recombinant human activated protein C for severe sepsis. *N Engl J Med* 2001; 344: 699-709.

25 Kerschen EJ, Fernandez JA, Cooley BC, et al. Endotoxemia and sepsis mortality reduction by non-anticoagulant activated protein C. *J Exp Med* 2007; 204: 2439-2448.

26 Laupland KB, Kirkpatrick AW, Delaney A. Polyclonal intravenous immunoglobulin for the treatment of severe sepsis and septic shock in critically ill adults: a systematic review and meta-analysis. *Crit Care Med* 2007; 35: 2686-2692.

27 Yende S, Milbrandt EB, Kellum JA, et al. Compreender o potencial papel das estatinas na pneumonia e na sépsis. *Crit Care Med* 2011; 39: 1871-1878.

28 Tascilar O, Cakmak GK, Tekin IO, et al. Protective effects of erythropoietin against acute lung injury in a rat model of acute necrotizing pancreatitis. *World J Gastroenterol.* 2007; 13: 6172-6182.

29 Smith KJ, Bleyer AJ, Little WC, Sane DC. The cardiovascular effects of erythropoietin. *Cardiovasc Res.* 2003; 59: 538-548.

30 Arcasoy MO. The non-haematopoietic biological effects of erythropoietin. *Br J Haematol.* 2008; 141: 14-31.

31 Akimoto T, Kusano E, Fujita N, et al. Erythropoietin modulates angiotensin II- or noradrenaline-induced Ca(2+) mobilization in cultured rat vascular smoothmuscle cells. *Nephrol Dial Transplant.* 2001; 16: 491-499.

32 Barrett JD, Zhang Z, Zhu JH, et al. Erythropoietin upregulates angiotensin receptors in cultured rat vascular smooth muscle cells. *J Hypertens.* 1998; 16(12 Pt 1): 1749-1757.

33 Akimoto T, Kusano E, Muto S, et al. The effect of erythropoietin on interleukin-1β mediated increase in nitric oxide synthesis in vascular smooth muscle cells. *J Hypertens.* 1999; 17: 1249-1256.

34 Walden AP, Young JD, Sharples E. Bench to bedside: A role for erythropoietin in sepsis. *Crit Care.* 2010; 14(4): 227.

35 Morelli A, Singer M, Ranieri VM, et al. Heart rate reduction with esmolol is associated with improved arterial elastance in patients with septic shock: a prospective observational study. *Intensive Care Med.* 2016

36 Furian T, Aguiar C, Prado K, et al. Disfunção e dilatação ventricular na sepse grave e choque sético: relação com a função endotelial e mortalidade. *J Crit Care* 2012;

27: 319.

37 Morelli A, Ertmer C, Westphal M, et al. Effect of heart rate control with esmolol on hemodynamic and clinical outcomes in patients with septic shock: a randomized clinical trial. *JAMA* 2013; 310: 1683-91.

38 de Montmollin E, Aboab J, Mansart A, et al. Revisão de banco para leito: Beta-adrenergic modulation in sepsis. *Crit Care* 2009; 13: 230.

39 Kimmoun A, Louis H, Al Kattani N, et al. A inibição β1-adrenérgica melhora a função cardíaca e vascular no choque sético experimental. *Crit Care Med* 2015; 43: e332-40.

40 Kim WY, Hong SB. Beta-blockers in patients with septic shock: plenty of promise, but no hard evidence yet. *J Thorac Dis.* 2016 Sep; 8(9): E1041-E1043.

41 Schaller MD, Waeber B, Nussberger J, Brunner HR. Angiotensina II, vasopressina e atividade simpática em ratos conscientes com endotoxemia. *Am J Physiol.* 1985; 249: H1086-H1092.

42 Doerschug KC, Delsing AS, Schmidt GA, Ashare A. Renin-angiotensin system activation correlates with microvascular dysfunction in a prospective cohort study of clinical sepsis. *Crit Care.* 2010; 14: R24.

43 Lund DD, Brooks RM, Faraci FM, Heistad DD. Role of angiotensin II in endothelial dysfunction induced by lipopolysaccharide in mice. *Am J Physiol Heart CircPhysiol.* 2007; 293: H3726-H3731.

44 du Cheyron D, Lesage A, Daubin C, Ramakers M, Charbonneau P. Hipoaldosteronismo hiperreninémico: um possível fator etiológico da insuficiência renal aguda induzida por choque sético. *Intensive Care Med.* 2003; 29: 1703-1709.

45 Klein N, Gembardt F, Supe S, et al. Angiotensin-(1-7) protects from experimental acute lung injury. *Crit Care Med.* 2013; 41: e334-e343.

46 Bucher M, Ittner KP, Hobbhahn J, Taeger K, Kurtz A. Downregulation of angiotensin II type 1 receptors during sepsis. Hypertension. 2001; 38: 177-182.

47 Bucher M, Hobbhahn J, Kurtz A. Nitric oxide-dependent down-regulation of angiotensin II type 2 receptors during experimental sepsis. *Crit Care Med.* 2001; 29: 1750-1755.

48 **Mederle K, Schweda F, Kattler V, et al.** The angiotensin II AT1 recetor-associated protein Arap1 is involved in sepsis-induced hypotension. *Crit Care.* 2013; 17: R130.

49 **Yunge M, Petros A.** Angiotensin for septic shock unresponsive to noradrenaline. *Arch Dis Child.* 2000; 82: 388-389.

50 **Khanna A, English SW, Wang XS, et al.** Angiotensina II para o tratamento do choque vasodilatador. *N Engl J Med* 2017; 377:419-430.

51 **Denton KM, Anderson WP, Sinniah R.** Effects of angiotensin II on regional aferent and efferent arteriole dimensions and the glomerular pole. *Am J Physiol Regul Integr Comp Physiol.* 2000; 279: R629-R638.

52 **Wan L, Langenberg C, Bellomo R, May CN.** Angiotensina II na sépsis hiperdinâmica experimental. *Crit Care.* 2009; 13: R190.

53 **Myburgh JA, Mythen MG.** Resuscitation Fluids (Fluidos de reanimação). *N Engl J Med* 2013; 369: 1243-1251.

54 **Finfer S, Liu B, Taylor C, et al.** Utilização de fluidos de reanimação em adultos gravemente doentes: um estudo transversal internacional em 391 unidades de cuidados intensivos. *Crit Care* 2010; 14: R185-R185.

55 **Dellinger RP, Levy MM, Carlet JM, et al.** Surviving Sepsis Campaign: international guidelines for management of severe sepsis and septic shock: 2008. Crit Care Med 2008; 36: 296-327 [Erratum, Crit Care Med 2008;36:1394-6.].

56 **Advanced Trauma Life Support (ATLS) para médicos.** Chicago: Comité de Trauma do Colégio Americano de Cirurgiões, 2012.

57 **Perel P, Roberts I.** Colóides versus cristalóides para ressuscitação de fluidos em doentes críticos. *Cochrane Database Syst Rev* 2012; 6: CD000567-CD000567.

58 **Bunn F, Trivedi D.** Colloid solutions for fluid resuscitation (soluções coloidais para ressuscitação de fluidos). *Cochrane Database Syst Rev* 2012; 7: CD001319-CD001319.

59 **Grupo de Revisores de Albumina da Cochrane Injuries Group.** Human albumin administration in critically ill patients: systematic review of randomised controlled trials. *BMJ* 1998; 317: 235-240.

60 Investigadores do Estudo SAFE. A comparison of albumin and saline for fluid resuscitation in the intensive care unit. *N Engl J Med* 2004; 350:2247-2256.

61 Investigadores do Estudo SAFE. Saline or albumin for fluid resuscitation in patients with traumatic brain injury. *N Engl J Med* 2007; 357: 874-884.

62 Cooper DJ, Myburgh J, Finfer S, et al. Albumin resuscitation for traumatic brain injury: is intracranial hypertension the cause of increased mortality? *J Neurotrauma* 2013.

63 Finfer S, McEvoy S, Bellomo R, et al. Impacto da albumina em comparação com a solução salina na função dos órgãos e na mortalidade de doentes com sépsis grave. *Intensive Care Med* 2011; 37: 86-96.

64 Finfer S, Bellomo R, McEvoy S, et al. Effect of baseline serum albumin concentration on outcome of resuscitation with albumin or saline in patients in intensive care units: analysis of data from the Saline versus Albumin Fluid Evaluation (SAFE) study. *BMJ* 2006; 333: 1044-1044.

65 Maitland K, Kiguli S, Opoka R, et al. Mortalidade após bolus de fluidos em crianças africanas com choque. *N Engl J Med* 2011; 364: 2483-2495.

66 Maitland K, George E, Evans J, et al. Explorando mecanismos de excesso de mortalidade com ressuscitação precoce de fluidos: insights do ensaio FEAST. *BMC Med* 2013; 11: 68-68.

67 Hartog CS, Reuter D, Loesche W, Hofmann M, Reinhart K. Influência do hidroxietilamido (HES) 130/0,4 na hemostase medida pela análise de dispositivos viscoelásticos: uma revisão sistemática. *Medicina Intensiva* 2011; 37: 1725-1737.

68 Brunkhorst FM, Engel C, Bloos F, et al. Terapia intensiva com insulina e ressuscitação com pentastarch em sepsis grave. *N Engl J Med* 2008; 358: 125-139.

69 Brandstrup B, Svendsen PE, Rasmussen M, et al. Qual é o objetivo da fluidoterapia durante a cirurgia colorrectal que conduz ao melhor resultado: volume sistólico quase máximo ou equilíbrio de fluidos zero? *Br J Anaesth* 2012; 109: 191-199.

70 McSwain NE, Champion HR, Fabian TC, et al. Estado da arte da ressuscitação com fluidos 2010: transição pré-hospitalar e imediata para o hospital. *J Trauma* 2011; 70: Suppl: S2-S10.

71 Perner A, Haase N, Guttormsen AB, et al. Hidroxietilamido 130/0,42 versus acetato de Ringer na sépsis grave. *N Engl J Med* 2012; 367: 124-134 [Erratum, *N Engl J Med* 2012; 367: 481.]

72 Myburgh JA, Finfer S, Bellomo R, et al. Hydroxyethyl starch or saline for fluid resuscitation in intensive care. *N Engl J Med* 2012; 367: 1901-1911.

73 Guidet B, Martinet O, Boulain T, et al. Avaliação da eficácia hemodinâmica e segurança da reposição de fluidos de hidroxietilamido a 6% 130/0,4 vs. NaCl a 0,9% em doentes com sépsis grave: o estudo CRYSTMAS. *Crit Care* 2012; 16: R94-R94.

74 Bayer O, Reinhart K, Sakr Y, et al. Efeitos renais de colóides e cristalóides sintéticos em doentes com sépsis grave: uma comparação sequencial prospetiva. *Crit Care Med* 2011; 39: 1335-1342.

75 Awad S, Allison SP, Lobo DN. A história do soro fisiológico a 0,9%. *Clin Nutr* 2008; 27: 179-188.

76 Morgan TJ, Venkatesh B, Hall J. Crystalloid strong ion difference determines metabolic acid-base change during acute normovolaemic haemodilution. *Intensive Care Med* 2004; 30: 1432-1437.

77 Kellum JA, Song M, Li J. Science review: extracellular acidosis and the immune response: clinical and physiologic implications. *Crit Care* 2004; 8: 331-336.

78 Hadimioglu N, Saadawy I, Saglam T, Ertug Z, Dinckan A. The effect of different crystalloid solutions on acid-base balance and early kidney function after kidney transplantation. *Anesth Analg* 2008; 107: 264-269.

79 Handy JM, Soni N. Physiological effects of hyperchloraemia and acidosis. *Br J Anaesth* 2008; 101: 141-150.

80 Cooper DJ, Myles PS, McDermott FT, et al. Reanimação pré-hospitalar com solução salina hipertónica de doentes com hipotensão e traumatismo crânio-encefálico grave: um ensaio aleatório controlado. *JAMA* 2004; 291: 1350-1357.

81 Guidet B, Soni N, Della Rocca G, et al. A balanced view of balanced solutions. *Crit Care* 2010; 14: 325-325.

82 Shaw AD, Bagshaw SM, Goldstein SL, et al. Principais complicações, mortalidade e utilização de recursos após cirurgia abdominal aberta: 0,9% salina em comparação com Plasma-Lyte. *Ann Surg* 2012; 255: 821-829.

83 Yunos NM, Bellomo R, Hegarty C, et al. Associação entre uma estratégia de administração de fluidos intravenosos liberal vs restritiva de cloreto e lesão renal em adultos gravemente doentes. *JAMA* 2012; 308: 1566-1572.

84 Vincent JL, Weil MH. Fluid challenge revisited. *Crit Care Med* 2006; 34: 1333-1337.

85 Delaney AP, Dan A, McCaffrey J, Finfer S. O papel da albumina como fluido de reanimação para doentes com sépsis: uma revisão sistemática e meta-análise. *Crit Care Med* 2011; 39: 386-391.

86 Corcoran T, Rhodes JE, Clarke S, Myles PS, Ho KM. Estratégias de gestão de fluidos perioperatórios em cirurgia de grande porte: uma meta-análise estratificada. *Anesth Analg* 2012; 114: 640-651.

87 Cordemans C, De Laet I, Van Regenmortel N, et al. Fluid management in critically ill patients: the role of extravascular lung water, abdominal hypertension, capillary leak, and fluid balance. *Ann Intensive Care* 2012; 2: Suppl 1: S1-S1.

88 Boyd JH, Forbes J, Nakada TA, Walley KR, Russell JA. Fluid resuscitation in septic shock: a positive fluid balance and elevated central venous pressure are associated with increased mortality. *Crit Care Med* 2011; 39: 259-265.

89 Rede de Ensaios Clínicos da Síndrome de Angústia Respiratória Aguda (ARDS) do Instituto Nacional do Coração, Pulmão e Sangue. Comparison of two fluid-management strategies in acute lung injury (Comparação de duas estratégias de gestão de fluidos na lesão pulmonar aguda). *N Engl J Med* 2006; 354: 2564-2575.

90 Murphy CV, Schramm GE, Doherty JA, et al. The importance of fluid management in acute lung injury secondary to septic shock. *Chest* 2009; 136: 102109.

91 Sakr Y, Reinhart K, Vincent JL, et al. Does dopamine administration in shock influence outcome? Resultados do estudo Sepsis Occurrence in Acutely Ill Patients (SOAP). *Crit Care Med* 2006; 34: 589-597.

92 Vincent JL, Ince C, Bakker J. Choque circulatório - uma atualização: um tributo ao Professor Max Harry Weil. *Crit Care* 2012; 16: 239-239.

93 Weil MH, Shubin H. The "VIP" approach to the bedside management of shock. *JAMA* 1969; 207: 337-340.

94 Vincent JL, De Backer D. Circulatory shock. *N Engl J Med* 2013; 369: 1726-

1734.

95 Vincent JL, Rhodes A, Perel A, et al. Revisão clínica: atualização da monitorização hemodinâmica - um consenso de 16. *Crit Care* 2011; 15: 229-229.

96 Marik PE, Cavallazzi R, Vasu T, Hirani A. Alterações dinâmicas nas variáveis derivadas da forma de onda arterial e responsividade a fluidos em pacientes ventilados mecanicamente: uma revisão sistemática da literatura. *Crit Care Med* 2009; 37: 2642-2647.

97 Cavallaro F, Sandroni C, Marano C, et al. Precisão diagnóstica da elevação passiva das pernas para prever a capacidade de resposta a fluidos em adultos: revisão sistemática e meta-análise de estudos clínicos. *Intensive Care Med* 2010; 36: 1475-1483.

98 Vincent JL. Understanding cardiac output. *Crit Care* 2008; 12: 174-174.

99 Rivers E, Nguyen B, Havstad S, et al. Early goal-direted therapy in the treatment of severe sepsis and septic shock. *N Engl J Med* 2001;3 45: 1368-1377.

100 Van Beest PA, Lont MC, Holman ND, et al. Central venous-arterial pCO2 difference as a tool in resuscitation of septic patients. *Intensive Care Med.* 2013; 39: 1034-1039.

101 Cuschieri J, Rivers EP, Donnino MW, et al. Central venous-arterial carbon dioxide difference as an indicator of cardiac index. *Intensive Care Med.* 2005; 31: 818-822.

102 Vallee F, Vallet B, Mathe O, et al. Central venous-to-arterial carbon dioxide difference: an additional target for goal-direted therapy in septic shock? *Intensive Care Med.* 2008; 34: 2218-2225.

103 Rivers E, Nguyen B, Havstad S, et al. Early Goal-Direted Therapy Collaborative Group Early goal-direted therapy in the treatment of severe sepsis and septic shock. *N Engl J Med.* 2001; 345: 1368-1377.

104 Puskarich MA, Trzeciak S, Shapiro NI, et al. Emergency Medicine Shock Research Network (EMSHOCKNET) Prognostic value and agreement of achieving lactate clearance or central venous oxygen saturation goals during early sepsis resuscitation. *Acad Emerg Med.* 2012; 19: 252-258.

105 Vallet B, Teboul JL, Cain S, Curtis S. Venoarterial CO2 difference during regional ischemic or hypoxic hypoxia. *J Appl Physiol.* 2000; 89: 1317-1321.

106 Vallet B, Pinsky MR, Cecconi M. Reanimação de doentes com choque sético: por favor, "atenção ao intervalo"! *Intensive Care Med.* 2013 Sep; 39(9): 1653-5.

107 Vincent JL, Dufaye P, Berre J, et al. Serial lactate determinations during circulatory shock. *Crit Care Med* 1983; 11: 449-451.

108 Jansen TC, van Bommel J, Schoonderbeek FJ, et al. Early lactate-guided therapy in intensive care unit patients: a multicenter, open-label, randomized controlled trial. *Am J Respir Crit Care Med* 2010; 182: 752-761.

109 De Backer D, Hollenberg S, Boerma C, et al. How to evaluate the microcirculation: report of a round table conference (Como avaliar a microcirculação: relatório de uma mesa redonda). *Crit Care* 2007; 11: R101-R101.

110 Sakr Y, Dubois MJ, De Backer D, Creteur J, Vincent JL. Persistent microcirculatory alterations are associated with organ failure and death in patients with septic shock. *Crit Care Med* 2004; 32: 1825-1831.

111 Gomez H, Torres A, Polanco P, et al. Utilização de NIRS não invasiva durante um teste de oclusão vascular para avaliar a resposta dinâmica da saturação de O(2) dos tecidos. *Intensive Care Med* 2008; 34: 1600-1607.

112 Creteur J, Carollo T, Soldati G, et al. The prognostic value of muscle StO2 in septic patients. *Intensive Care Med* 2007; 33: 1549-1556.

113 Correa TD, Vuda M, Blaser AR, et al. Efeito do atraso do tratamento na gravidade da doença e necessidade de reanimação na peritonite fecal porcina. *Crit Care Med* 2012; 40: 2841-2849.

114 Stein-Parbury J, McKinley S. Patients' experiences of being in an intensive care unit: a select literature review. *Am J Crit Care* 2000; 9: 20-27.

115 Reade MC, Finfer S. Sedation and Delirium in the Intensive Care Unit (Sedação e Delirium na Unidade de Cuidados Intensivos). *N Engl J Med* 2014; 370: 444-454.

116 Manual de diagnóstico e estatística das perturbações mentais, 4ª ed., texto rev: DSM-IV-TR. Arlington, VA: Associação Americana de Psiquiatria, 2011.

117 Bergeron N, Dubois MJ, Dumont M, Dial S, Skrobik Y. Intensive Care

Delirium Screening Checklist: evaluation of a new screening tool. *Intensive Care Med* 2001; 27: 859-864.

118 Ely EW, Girard TD, Shintani AK, et al. Apolipoprotein E4 polymorphism as a genetic predisposition to delirium in critically ill patients. *Crit Care Med* 2007; 35: 112-117.

119 van den Boogaard M, Pickkers P, Slooter AJ, et al. Desenvolvimento e validação do modelo de previsão de delírio PRE-DELIRIC (PREdiction of DELIRium in ICu patients) para pacientes de cuidados intensivos: estudo multicêntrico observacional. *BMJ* 2012; 344: e420-e420.

120 Pisani MA, Kong SY, Kasl SV, et al. Os dias de delírio estão associados à mortalidade em 1 ano numa população idosa de unidades de cuidados intensivos. *Am J Respir Crit Care Med* 2009; 180: 1092-1097.

121 van den Boogaard M, Schoonhoven L, Evers AW, et al. Delirium in critically ill patients: impact on long-term health-related quality of life and cognitive functioning. *Crit Care Med* 2012; 40: 112-118.

122 0van Eijk MM, van Marum RJ, Klijn IA, et al. Comparação de ferramentas de avaliação de delirium numa unidade de cuidados intensivos mista. *Crit Care Med* 2009; 37: 1881-1885.

123 Ely EW, Inouye SK, Bernard GR, et al. Delirium in mechanically ventilated patients: validity and reliability of the Confusion Assessment Method for the Intensive Care Unit (CAM-ICU). *JAMA* 2001; 286: 2703-2710.

124 Barr J, Fraser GL, Puntillo K, et al. Diretrizes de prática clínica para a gestão da dor, agitação e delírio em doentes adultos na unidade de cuidados intensivos. *Crit Care Med* 2013; 41: 263-306.

125 Roberts DJ, Haroon B, Hall RI. Sedação para adultos gravemente doentes ou feridos na unidade de cuidados intensivos: uma mudança de paradigma. *Drugs* 2012; 72: 1881-1916.

126 Kress JP, Pohlman AS, O'Connor MF, Hall JB. Daily interruption of sedative infusions in critically ill patients undergoing mechanical ventilation (Interrupção diária de infusões de sedativos em doentes críticos submetidos a ventilação mecânica). *N Engl J Med* 2000; 342: 1471-1477.

127 Girard TD, Kress JP, Fuchs BD, et al. Efficacy and safety of a paired sedation and ventilator weaning protocol for mechanically ventilated patients in intensive care (Awakening and Breathing Controlled trial): a randomised controlled trial. *Lancet* 2008; 371: 126-134.

128 Strom T, Martinussen T, Toft P. A protocol of no sedation for critically ill patients receiving mechanical ventilation: a randomised trial. *Lancet* 2010; 375: 475480.

129 Shehabi Y, Bellomo R, Reade MC, et al. A sedação precoce em cuidados intensivos prevê a mortalidade a longo prazo em doentes críticos ventilados. *Am J Respir Crit Care Med* 2012; 186: 724-731.

130 Treggiari MM, Romand JA, Yanez ND, et al. Randomized trial of light versus deep sedation on mental health after critical illness. *Crit Care Med* 2009; 37: 2527-2534.

131 Strom T, Stylsvig M, Toft P. Long-term psychological effects of a nosedation protocol in critically ill patients. *Crit Care* 2011; 15: R293-R293.

132 Jakob SM, Ruokonen E, Grounds RM, et al. Dexmedetomidine vs midazolam or propofol for sedation during prolonged mechanical ventilation: two randomized controlled trials. *JAMA* 2012; 307: 1151-1160.

133 Riker RR, Shehabi Y, Bokesch PM, et al. Dexmedetomidine vs midazolam for sedation of critically ill patients: a randomized trial. *JAMA* 2009; 301: 489-499.

134 Soliman HM, Melot C, Vincent JL. Sedative and analgesic practice in the intensive care unit: the results of a European survey. *Br J Anaesth* 2001; 87: 186-192.

135 De Jonghe B, Bastuji-Garin S, Fangio P, et al. Sedation algorithm in critically ill patients without acute brain injury. *Crit Care Med* 2005; 33: 120-127.

136 Riker RR, Picard JT, Fraser GL. Prospective evaluation of the SedationAgitation Scale for adult critically ill patients. *Crit Care Med* 1999; 27: 1325-1329.

137 Sessler CN, Gosnell MS, Grap MJ, et al. The Richmond Agitation-Sedation Scale: validade e fiabilidade em doentes adultos internados em unidades de cuidados intensivos. *Am J Respir Crit Care Med* 2002; 166: 1338-1344.

138 Pun BT, Dunn J. The sedation of critically ill adults -- part 1: assessment: the first in a two-part series focuses on assessing sedated patients in the ICU. *Am J Nurs* 2007; 107: 40-48.

139 Vidan MT, Sanchez E, Alonso M, et al. Uma intervenção integrada na prática clínica diária reduz a incidência de delírio durante a hospitalização em pacientes idosos. *J Am Geriatr Soc* 2009; 57: 2029-2036.

140 Kalisvaart KJ, de Jonghe JF, Bogaards MJ, et al. Haloperidol prophylaxis for elderly hip-surgery patients at risk for delirium: a randomized placebo-controlled study. *J Am Geriatr Soc* 2005; 53: 1658-1666.

141 Schweickert WD, Pohlman MC, Pohlman AS, et al. Early physical and occupational therapy in mechanically ventilated, critically ill patients: a randomised controlled trial [Terapia física e ocupacional precoce em doentes críticos com ventilação mecânica: um ensaio aleatório controlado]. *Lancet* 2009; 373: 1874-1882.

142 Wang W, Li HL, Wang DX, et al. Haloperidol prophylaxis decreases delirium incidence in elderly patients after noncardiac surgery: a randomized controlled trial. *Crit Care Med* 2012; 40: 731-739.

143 Prakanrattana U, Prapaitrakool S. Efficacy of risperidone for prevention of postperative delirium in cardiac surgery. *Anaesth Intensive Care* 2007; 35: 714-719.

144 Hudetz JA, Patterson KM, Iqbal Z, et al. Ketamine attenuates delirium after cardiac surgery with cardiopulmonary bypass. *J Cardiothorac Vasc Anesth* 2009; 23: 651-657.

145 Gamberini M, Bolliger D, Lurati Buse GA, et al. Rivastigmine for the prevention of postperative delirium in elderly patients undergoing elective cardiac surgery -- a randomized controlled trial. *Crit Care Med* 2009; 37: 1762-1768.

146 Pandharipande PP, Pun BT, Herr DL, et al. Effect of sedation with dexmedetomidine vs lorazepam on acute brain dysfunction in mechanically ventilated patients: the MENDS randomized controlled trial. *JAMA* 2007; 298: 26442653.

147 Devlin JW, Roberts RJ, Fong JJ, et al. Eficácia e segurança da quetiapina em doentes críticos com delirium: um estudo piloto prospetivo, multicêntrico, aleatório, duplamente cego e controlado por placebo. *Crit Care Med* 2010; 38: 419-427.

148 Girard TD, Pandharipande PP, Carson SS, et al. Viabilidade, eficácia e segurança dos antipsicóticos para o delírio na unidade de cuidados intensivos: o ensaio aleatório MIND, controlado por placebo. *Crit Care Med* 2010; 38: 428-437.

149 Skrobik YK, Bergeron N, Dumont M, Gottfried SB. Olanzapine vs haloperidol: treating delirium in a critical care setting. *Intensive Care Med* 2004; 30: 444-449.

150 Reade MC, O'Sullivan K, Bates S, et al. Dexmedetomidine vs. haloperidol in delirious, agitated, intubated patients: a randomised open-label trial. *Crit Care* 2009; 13: R75-R75.

151 Alberda C, Gramlich L, Jones N, et al. The relationship between nutritional intake and clinical outcomes in critically ill patients: results of an international multicenter observational study. *Intensive Care Med* 2009; 35: 1728-1737 [Erratum, *Intensive Care Med* 2009; 35: 1821].

152 De Jonghe B, Bastuji-Garin S, Durand MC, et al. A fraqueza respiratória está associada à fraqueza dos membros e ao atraso no desmame em doenças graves. *Crit Care Med* 2007; 35: 2007-2015.

153 Casaer MP, Van den Berghe G. Nutrition in the Acute Phase of Critical Illness [Nutrição na fase aguda da doença grave]. *N Engl J Med* 2014; 370: 1227-1236.

154 Rede de Ensaios Clínicos da Síndrome de Angústia Respiratória Aguda (ARDS) do Instituto Nacional do Coração, Pulmão e Sangue. Alimentação enteral inicial trófica vs alimentação enteral completa em pacientes com lesão pulmonar aguda: o ensaio aleatório EDEN. *JAMA* 2012; 307: 795-803.

155 Needham DM, Dinglas VD, Morris PE, et al. Physical and cognitive performance of acute lung injury patients one year after initial trophic vs full enteral feeding: EDEN trial follow-up. *Am J Respir Crit Care Med* 2013; 188(5): 567-76.

156 Artinian V, Krayem H, DiGiovine B. Effects of early enteral feeding on the outcome of critically ill mechanically ventilated medical patients. *Chest* 2006; 129: 960-967.

157 Casaer MP, Mesotten D, Hermans G, et al. Early versus late parenteral nutrition in critically ill adults. *N Engl J Med* 2011; 365: 506-517.

158 Heidegger CP, Berger MM, Graf S, et al. Otimização do fornecimento de energia com nutrição parentérica suplementar em doentes críticos: um ensaio clínico controlado e aleatório. *Lancet* 2013; 381: 385-393.

159 Peter JV, Moran JL, Phillips-Hughes J. A metaanalysis of treatment outcomes of early enteral versus early parenteral nutrition in hospitalized patients. *Crit Care Med* 2005; 33: 213-220.

160 Kutsogiannis J, Alberda C, Gramlich L, et al. Utilização precoce de nutrição parentérica suplementar em doentes críticos: resultados de um estudo observacional multicêntrico internacional. *Crit Care Med* 2011; 39: 2691-2699.

161 Martindale RG, McClave SA, Vanek VW, et al. Guidelines for the provision and assessment of nutrition support therapy in the adult critically ill patient: Society of Critical Care Medicine e American Society for Parenteral and Enteral Nutrition: sumário executivo. *Crit Care Med* 2009; 37: 1757-1761.

162 Singer P, Berger MM, Van den Berghe G, et al. Diretrizes da ESPEN sobre nutrição parentérica: cuidados intensivos. *Clin Nutr* 2009; 28: 387-400.

163 Dissanaike S, Shelton M, Warner K, O'Keefe GE. The risk for bloodstream infections is associated with increased parenteral caloric intake in patients receiving parenteral nutrition. *Crit Care* 2007; 11: R114-R114.

164 Grau T, Bonet A, Rubio M, et al. Disfunção hepática associada à nutrição artificial em doentes críticos. *Crit Care* 2007; 11: R10-R10.

165 Casaer MP, Wilmer A, Hermans G, et al. Papel da doença e da dose de macronutrientes no ensaio controlado aleatório EPaNIC: uma análise post hoc. *Am J Respir Crit Care Med* 2013; 187: 247-255.

166 Allingstrup MJ, Esmailzadeh N, Wilkens Knudsen A, et al. Provisão de proteína e energia em relação aos requisitos medidos em pacientes de cuidados intensivos. *Clin Nutr* 2012; 31: 462-468.

167 Scheinkestel CD, Kar L, Marshall K, et al. Prospective randomized trial to assess caloric and protein needs of critically Ill, anuric, ventilated patients requiring continuous renal replacement therapy. *Nutrition* 2003; 19: 909-916.

168 Novak F, Heyland DK, Avenell A, Drover JW, Su X. Glutamine supplementation in serious illness: a systematic review of the evidence. *Crit Care Med* 2002; 30: 2022-2029.

169 Wernerman J, Kirketeig T, Andersson B, et al. Scandinavian glutamine trial: a pragmatic multi-centre randomised clinical trial of intensive care unit patients. *Ata Anaesthesiol Scand* 2011; 55: 812-818.

170 Andrews PJ, Avenell A, Noble DW, et al. Ensaio aleatório de glutamina, selénio, ou ambos, para suplementar a nutrição parentérica em doentes críticos. *BMJ* 2011; 342: d1542-d1542.

171 Heyland D, Muscedere J, Wischmeyer PE, et al. Um ensaio aleatório de glutamina e antioxidantes em pacientes criticamente doentes. *N Engl J Med* 2013; 368: 14891497 [Erratum, *N Engl J Med* 2013; 368: 1853].

172 Marik PE, Zaloga GP. Immunonutrition in critically ill patients: a systematic review and analysis of the literature. *Intensive Care Med* 2008; 34: 19801990.

173 Wanten GJ, Calder PC. Modulação imunitária por emulsões lipídicas parenterais. *Am J Clin Nutr* 2007; 85: 1171-1184.

174 Pontes-Arruda A, Demichele S, Seth A, Singer P. The use of an inflammation-modulating diet in patients with acute lung injury or acute respiratory distress syndrome: a meta-analysis of outcome data. *J Parenter Enteral Nutr* 2008; 32: 596-605.

175 Pontes-Arruda A, Martins LF, de Lima SM, et al. Nutrição enteral com ácido eicosapentaenóico, ácido γ-linolénico e antioxidantes no tratamento precoce da sépsis: resultados de um estudo multicêntrico, prospetivo, aleatório, duplamente cego e controlado: o estudo INTERSEPT. *Crit Care* 2011; 15: R144-R144.

176 Taylor SJ, Fettes SB, Jewkes C, Nelson RJ. Prospective, randomized, controlled trial to determine the effect of early enhanced enteral nutrition on clinical outcome in mechanically ventilated patients suffering head injury. *Crit Care Med* 1999; 27: 2525-2531.

177 Manzanares W, Dhaliwal R, Jurewitsch B, et al. Parenteral fish oil lipid emulsions in the critically ill: a systematic review and meta-analysis. *J Parenter Enteral Nutr* 2014; 38(1): 20-8.

178 Umpierrez GE, Spiegelman R, Zhao V, et al. Um ensaio clínico aleatório, em dupla ocultação, que compara emulsões lipídicas à base de óleo de soja versus emulsões lipídicas à base de azeite em pacientes adultos de unidades de cuidados intensivos médico-cirúrgicos que necessitam de nutrição parentérica. *Crit Care Med* 2012; 40: 1792-1798.

179 **Marik PE, Bedigian MK.** Hipofosfatemia de realimentação em doentes críticos numa unidade de cuidados intensivos: um estudo prospetivo. *Arch Surg* 1996; 131: 10431047.

180 **Manzanares W, Dhaliwal R, Jiang X, et al.** Antioxidantes micronutrientes no doente crítico: uma revisão sistemática e meta-análise. *Crit Care* 2012; 16: R66-R66.

181 **Alhazzani W, Jacobi J, Sindi A, et al.** O efeito da terapia com selénio na mortalidade em pacientes com síndrome de sepse: uma revisão sistemática e meta-análise de ensaios clínicos randomizados. *Crit Care Med* 2013; 41: 1555-1564.

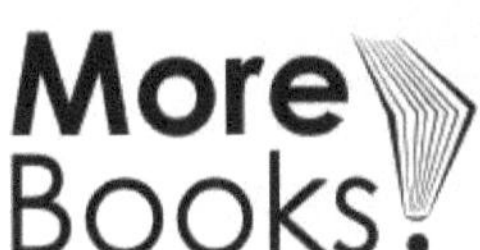
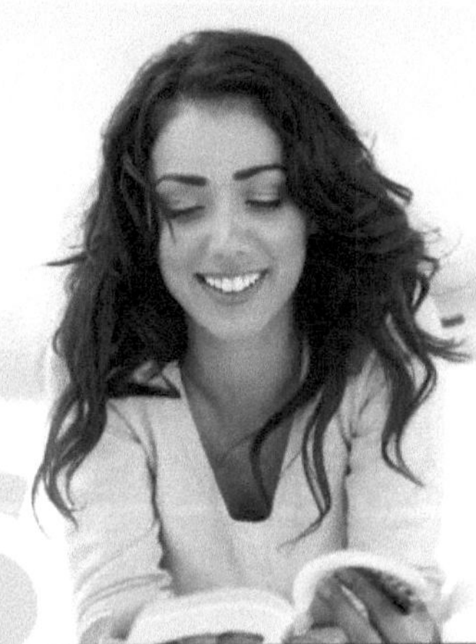

I want morebooks!

Buy your books fast and straightforward online - at one of world's fastest growing online book stores! Environmentally sound due to Print-on-Demand technologies.

Buy your books online at
www.morebooks.shop

Compre os seus livros mais rápido e diretamente na internet, em uma das livrarias on-line com o maior crescimento no mundo! Produção que protege o meio ambiente através das tecnologias de impressão sob demanda.

Compre os seus livros on-line em
www.morebooks.shop

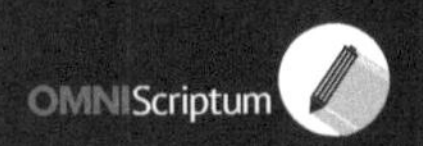

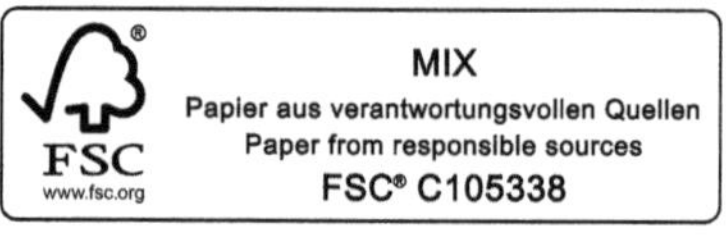

Printed by Books on Demand GmbH, Norderstedt / Germany